THE GOOD DEATH

AN EXPLORATION OF DYING IN AMERICA

理想的告別

找尋我們的臨終之路

安・紐曼—著　胡訢諄—譯
Ann Neumann

目次

第一章——臨終躁動 005
第二章——死亡遊行 031
第三章——無價的日子 061
第四章——雙重結果 083
第五章——飢餓與口渴 113
第六章——微小但重要的少數人 143
第七章——最脆弱的那群人 185
第八章——死在監獄裡 223
第九章——理想的告別 257
致謝 291
參考文獻 297

第一章　臨終躁動

我拿起白色的小藥錠，放在父親近四十年來吃穀片用的陸軍湯匙上；接著拿出隨身保溫瓶大小的白色塑膠瓶，吸取五滴粉紅色的嗎啡液，一滴、一滴，滴在湯匙上，再用滴管的尖端對著安定文錠繞圈，直到藥錠融化。我把混合的藥吸回滴管。嗎啡帶走疼痛，安定文錠讓你冷靜。我想舔那支湯匙。

從我站的地方，可以聽見從隔壁房間傳來的聲音——他在塑膠床墊上移動。他只是動了一下，僵硬、彎曲的手落在身旁的床單，並非想要下床。他一直抱怨那張床墊，直到四天前，卻不再抱怨任何事情。我站在走廊，赤腳踩著冰冷的磁磚，手拿著滴管，咖啡臭掉的刺鼻味從身後的廚房傳來。我聆聽空盪的房屋。

我聽到，走廊盡頭的火爐裡，木頭化為灰燼、移位的聲音，那是去年春天父親砍下、劈開，完全風乾之後堆疊的二十四吋橡木。我望著窗外他二十年前做的餵鳥器，穩穩站在冰冷的地上。燈芯草雀和長尾霸鶲喋喋不休，啄食盤裡的種子後輕快地飛起，消失在後方陰鬱的松樹林。

我看不見他的臉，只看見他消瘦、蒼白的腳掌抵著床尾仿木的豎板。毛毯滑向一邊。他移動右腳往身體縮，接著又緩慢伸向床尾，做出踢腿的動作，想拉回毛毯覆蓋腳趾。他醒著。我看了左手腕的錶，黃昏和黎明開始難以分辨之後，我把手錶設為二十四時制，現在是十五時五十七分。

挺起胸膛，臉上擠出笑容後，我從走廊走向他陰暗的房間。

樓下浴室的馬桶不通，我妹妹敏蒂找來抽化糞池的人幫我們疏通。她和我輪流在後院尋找水管的出口蓋——這是另一件必要知道、卻再也無法詢問父親的事情。我們一人踩在冰凍的草皮上，另一人試著不讓他下床。

臨終躁動——安寧療養院的醫生如是告訴我們。生命的盡頭，器官開始停止運作。臥床多年的老太太忽然起身，以不可思議的力量搬動家具。年邁羸弱的男人，數個月不發一語，卻忽然暴怒，對著經過的人叫囂猥辭。他們焦慮、兇惡；

他們想走。父親想要回家，口口聲聲這裡不是家。我試著列舉證據反駁。我指著他搭的屋頂、他漆的牆壁、他鋪的地毯。我讓他看照片，這是他所在的房子，和三十年前全家一起攪和砂漿、撿拾石頭蓋的石屋是同一棟，也是他想要死去，而我回來照顧他的地方。但他不相信我。

安寧療養院的護士來了，我和妹妹流下崩潰與得救的淚水。我們不能讓他保持平靜。我們好幾天沒睡。他對著我們踢腿揮拳——對著我們，他的女兒，彷彿完全不認得我們。就連房子也和我們作對，水管呼嚕呼嚕到處噴濺。我們希望護士告訴我們該怎麼做。我們想要更多藥，不同的藥，讓他保持平靜。她堅持我們不能繼續讓父親待在家裡——即使療養院的人員定期訪視也不行。我們必須帶他到三十分鐘車程外的安寧療養院，那裡的藥比我們粉紅色的嗎啡液還強。他希望在家過世，我們卻失敗了，沒辦法維護他的權利，執行他最後的心願。救護車抵達時，水肥車擋住車道。緊急救護員開到後院，工人正用金屬棒尋找水管孔蓋。他停下來看著我們把父親送上救護車，看著我們家的另一齣鬧劇，接著繼續戳刺草皮。

前往鎮上的途中，我在救護車上抓著擔架的邊緣，感受沿路熟悉的上下起伏。我想像安寧照護院的樣子，父親就是不想去那樣的地方：病人奄奄一息，併排在蒼白的牆邊；中年護士穿著粉紅色制服，窸窣交談；滿臉同情的陌生人。父親緊閉雙眼，想把右手伸出繫帶卻動彈不得。我撥開他前額的頭髮，他別過臉。

年輕的緊急救護員問：「感恩節過得如何？」我看著他，沒有回答。四天前，我們烤了感恩節火雞但沒有吃。前天我穿著睡衣，睡眠不足，床鋪凌亂，肩負我不確定做不做得到的照顧責任，過了三十七歲生日。而現在我們失敗了，沒能讓父親在家過世。彷彿是人生最大的失敗，我再也不懂自己在做什麼，就像當初不懂父親突如其來的精神錯亂。

救護車抵達，安寧療養院的護士立刻來到車門前。他又醒了，一邊呻吟，一邊想掙脫擔架的繫帶。他們急忙將擔架從走廊推到私人病房，我緊跟在後。他抵抗他們；他們插入針頭，裡面灌滿高劑量的安寧療護用藥，可能是好度或冬眠靈，針頭深入他無力的大腿肌肉。他安靜下來，我也明白，他再也不歸我管了。我再也不對那個身體負責。要我聆聽、餵食、餵藥、約束，長達三個月的時間表結束了。我的責任被穿著制服的專業人士霸佔。那天晚上，我躺在他床腳的沙發上，護士每兩個小時就帶著注射器和尿布進來又出去。之後，十年來像條貪婪的寄生蟲蠶食他的癌症，終於和他同歸於盡。

前來見他最後一面、觸摸他手部冰冷的肌膚、在他死去的身體旁邊輕語的家人，現在都和他們的配偶坐在大廳。他們的大衣聞得到寒冬的氣味。他們的眼中映照過去八個月的死亡：我祖父，九十四歲，老死；我堂哥，三十七歲，霍奇金氏淋巴瘤；現在，我父親，六十歲，非霍奇金氏淋巴瘤。

「現在我們該怎麼辦？」我問我妹妹。她望著遠方走廊盡頭的逃生門；門打開就是收成過後剩下短莖的玉米田。無聲之中，一位禮儀師打開那扇門，推了一個擔架進來。又一個戲劇橋段，彷彿化糞池工人前來清理我們的混亂。他轉了一個大彎，把擔架推進我們的房間，沒看我們一眼。

禮儀師打開一張透明的塑膠布——那種堅韌、厚實，畫家用來保護地板的塑膠布。護士將我父親的手腳拉直，接著拉起床單，把他的身體抬到擔架上。「這是我爸爸。」禮儀師包覆塑膠布的時候，我對他說。他先覆蓋爸爸的腿，然後是手臂和手，接著貼上防護層。沙沙作響的塑膠布像頂帳篷。兩天之內，我父親體內的氣體會將液體、排泄物、尿液從身體的孔竅推出。禮儀師稱為「湧出」。接著，輪到他的名字或號碼出現的時候，他的身體會被推進火化爐，最後剩下近兩公斤的骨灰，裝進白色的盒子。我妹妹來領走盒子後，會放在遊戲室的角落，也就是父親常坐的地方。禮儀師抬起爸爸的頭，移開枕頭。枕頭套是飛翔的棕色美洲木鴨。禮儀師將枕頭遞給我。我說：「還是溫的。」

我心煩意亂。曾經令我喘不過氣的事情現在似乎無關緊要。父親生病這段期間，我無法一直向公司請假，只好辭去工作來照顧他。我也終於承認婚姻走到盡頭。這幾年來，它就像被潑上溶劑的油漆，一點一滴瓦解。我的朋友、在紐約的公寓、我的志業——沒有一樣能安慰我起伏的情緒，只能自己撐下去。當然我很高興能夠活著，有人客氣提醒我，照顧臨終者會讓人很慶幸自己活著。但是，老天，我可是看著他死去，就在我眼前，回憶永遠停留在那一刻，就矗立在哪裡。我該怎麼辦？

頭兩個禮拜，我寸步不離父親的家，充滿童年記憶的家。我吃著他從瑕疵品商店買的甜菜根罐頭，燒著他砍伐整齊的木頭，睡在他的床，看著餵鳥器。我連續不斷看著《CSI犯罪現場》——片末永遠會有明確答案的犯罪影集，令人安心。每個人都帶了食物放在門廊；我不應門也不接電話。我在三更半夜歸還他們的餅乾桶、保鮮盒、密封罐，如此便不用白天登門拜訪親愛的鄰居朋友。我該說自己有多麼幸運？

照顧臨終的父親不比照顧父親過世之後的自己輕鬆。我依舊手足無措。我知道必須盡快站起來、走出去。面對突如其來的傷痛，我必須回以突如其來的改變。我換新護照，把房屋交給妹妹，領出退休帳戶的錢（存著要幹嘛？），訂了飛往日本的機票。我花了一年半在全球橫衝直撞，住過簡陋的客棧、搭上故障的巴士，穿越俄羅斯，直達亞得里亞海，跨過賽普勒斯、埃及和整片非洲。一路上莽莽撞撞、躁動不安，就像中邪一樣——不怕野生的大象、俄羅斯的騙子、小偷、暴徒，也不擔心找不到方向。但這一段旅程我真正學到的，是悲傷。

為父母悲傷往往更是狼狽。我在肯亞納庫魯（Nakuru）外一家搖搖欲墜的旅館，站在鋪著磁磚的陽台安慰一個來自巴爾的摩的中年男子。我告訴他父親過世，於是他說起自己的故事，聽了令人心碎。他娓娓道來辛苦的照護始末，因為談論為亡者做的事比起解釋當時的心情容易。「最肅穆的工作……」艾蜜莉・狄更生稱為，「打掃心裡。」我們相談良久，直到淚流滿面，我才問他，他的父親什麼時候過世。「十年前。」他告訴我。十年。我發現我加入一個俱樂部：看著死亡逼近親愛的人，知道那是什麼感覺的俱樂部。我們在街上幾乎就能認得彼此。

這種經驗打從五臟六腑擾亂我們，來自於我們照顧過親愛的人的身體。當他們倒下時，我們如此靠近地觀看，忍耐著恐怖——不只是頭皮屑、下垂的皮膚和鬆弛的臉頰，還有唾液、嘔吐物、汙穢的床單。「大腦見到血或排泄物便會詭異地發亮，彷彿那些不是塵世之物。」佛羅倫斯・威廉斯（Florence Williams）寫過。我的大腦發亮，而且我想知道為什麼。

雖然我和父親總是意見不一，但我們很親——我們在一起好多年，或工作，或健行。我知道他聞起來的味道，熟悉他身體的特徵。但是照顧他，幫他沐浴、刷牙，嘔吐的時候幫他端著臉盆——這些完全是不同的事情。我沒請任何人幫自己做過這些事，所以只能想像，對他而言，放棄諸多個人隱私是什麼感覺。安寧療護的工作人員稱之為喪失尊嚴、失去自理的能力。他慢慢地被驅逐出自己的身體；那再也不是他的身體。不管他的內在是什麼——他的腦或是靈魂，隨你怎麼說——都被丟到一邊。

我父親告訴醫生，他不想接受實驗最後階段的癌症療法，當時我也在診察間

（百分之五有效的藥物療程，保證噁心、掉髮、失能與憂鬱）。他只想回家然後死掉。當時我認為會發生什麼事？無論如何，接下來的情況我始料未及。我從來沒有照顧過臨終的人，甚至從來沒有看過瀕死的人。為什麼安寧療護的護士，這麼多個月每週訪視，卻不告訴我們將會發生什麼事？不告訴我們死亡是一連功能逐漸喪失的過程，例如消化、循環系統？是因為很難解釋？還是見怪不怪？或是身體的狀況無法預期？

怎麼談論死亡和自己怎麼死是截然不同的兩件事。死亡充滿我們的書籍、電影、音樂、語言，古往今來均是如此。今日不同的是，我們的死亡經驗是一種模擬、一種迷思、一種浪漫——親愛的人深情凝視我們，接著遁入長眠。我所謂浪漫，是將死亡描繪成高貴、唯美或安詳的電影或小說，像是二〇〇四年的電影《手札情緣》。我在納米比亞首都溫荷克（Windhoek）的旅館看了這部片。電影裡的丈夫讀著兩人的故事給罹患阿茲海默症的妻子聽。他們兩人都老了，說的故事很懷舊，有古董汽車、單純的時光以及老套的家庭衝突。他讀著兩人相遇之後妻子一直帶著的手札。他們的愛情非常濃烈，故事讀完時，妻子的記憶短暫地被喚醒，於是兩人一起躺上床，牽著手，在睡夢中安詳地死去。你可以在醫院、安寧療護機構、醫生的辦公室、癌症中心、互助團體網站，看到這些蝴蝶迎向彩虹的美麗海報。這是幸福又美滿的結局——完全就是我希望和父親一起走到的。他回家，我煮湯，他會告訴我他愛我，握著我的手，接著他閉上雙眼，平靜死去。內心深處，我們都希望這樣，但也害怕真實的情況鮮少如此。

我們不知道人怎麼死去，部分原因是我們不再近距離看見。瘟疫、基本的感染、幼童疾病，絕大多數都已根除。上一個世紀人類壽命增加了三十年。一九○○年，美國人可以合理期待活到四十七歲；到了一九三○年代是五十九歲。二○○○年可期待餘命幾乎接近八十歲。嬰兒死亡率也從一九三五年每千名嬰兒中五十六名死亡下降到二○○○年每千名中七名死亡。美國國民健康普遍改善，以致我們不如過去那樣在家裡直接面對死亡。今日百分之八十的美國人死在醫療機構中——醫院、安養院、診所。我們若見到瀕死的人或死亡的人，通常時間都很短，都是在有醫生與護士照料用藥、換洗、沐浴的醫院。我們是訪客。瀕死的樣貌是床簾後方不愉快的過程（不能當成電影橋段）。死亡被獨立而且專業化，不需我們弄髒雙手。

然而情況並非總是如此。不到三個世代之前，死神經常親臨家門，尤其是鄉下。我的故鄉蘭開斯特郡（Lancaster County）的醫藥故事可從我的家族說起。一百七十年前，門諾派（Mennonite）農夫來到這裡的時候，第一家醫院尚未成立。我祖父的父親埃諾斯・哈尼許是家族裡頭第一個開車的人。他也是家族裡頭第一個不在農場去世的人，雖然他一直都在家裡，臨終之前才去了醫院。他的雙腿因水腫而充滿液體，也就是現今所謂心臟衰竭。他的女兒伊利莎白死因亦是如此。九十歲的伊利莎白姑婆坐在門諾派的退休之家，雙腿放在凳子上。她的鬈髮灰白，笑聲始終爽朗。她拒絕服用任何藥物消除水腫。她戰勝了水腫，她很確定。

說到安詳地在家死亡，我反而想起另一個伊利莎白——哈尼許家的外孫女，和丈夫馬丁・維特莫住在農場，距我讀的高中不到一・六公里。我的家族出乎意料地記得這個故事的細節，並口耳相傳。有人把它記錄在一九〇三年比爾斯（*J. H. Beers & Company*）出版的《賓州蘭開斯特郡傳記通志》（*Biographical Annals of Lancaster County, Pennsylvania*）頁九〇二。「整個家族都是門諾派。維特莫是鎮上最老的居民之一，在鄰居口中評價甚高。」伊利莎白是馬丁第二個妻子，也是兩個男孩的繼母、三個女孩的母親——瑪莉、芬妮、麗茲。我想像伊利莎白當時八十二歲又二十一天，天未破曉便在通風良好的農舍廚房走動，雙腳踏在亞麻地板，盛水準備煮咖啡。前天她才醃漬十幾罐黃瓜，現在整齊擺放在桌子的角落。桌上的牛奶罐插著七月的花園採擷的百日菊，粉紅、鮮紅、鮮黃等色。伊利莎白停下腳步看著花朵，接著中風倒下，翻倒的水壺吭啷作響。六十多歲、沒有結婚的芬妮和麗茲聞聲前來。伊利莎白已經失去意識。她們背她上樓，讓她躺在床上，床還如同她剛起床時那樣溫暖。大女兒瑪莉接到電話立刻從家裡趕來。三個女兒照料母親，這個差事勞心多於勞力。她再也沒有醒來。「她生病了。有一天，清晨中風後癱瘓。」——《傳記通志》明白寫著。

世紀之際的醫生，尤其是蘭開斯特郡鄉下的醫生，不比巫師好到哪裡。他騎著馬往返農場，馬鞍上繫著一個黑色皮革包。他的工具很少，安全性也令人存疑：小黑色瓶子的奇怪酊劑、味道難聞的鹽巴，可能還有一小瓶威士忌。天花的疫苗當時已有，壞血病和水腫也有多種治療方法，抗生素還要再等六十年才會發明。這個世紀中期至末期，鴉片是治療臨終疼痛的標準處方，但我們不大確定實際上有多普及。伊利莎白已經失去意識，很可能沒感到疼痛。她死的時候，女兒和繼子服侍在側。他們幫她穿上最好的夏季連衣裙，隔天將她下葬。

由於醫療進步，我們逐漸不需照顧垂危的親人，也不常親眼見到死亡，就像我們不再自己醃黃瓜。十九世紀以來，我們大幅減少接觸死亡，反而使我們更想瞭解死亡。誠如雷西（Michael Lesy）在《禁區》（*The Forbidden Zone*）一書中所言：「活在虛構的（死亡）世界，只是加深我們的渴望。」父親死後，我渴望瞭解這一切，從朋友們常提的問題，我發現他們也想知道。他們問我的不是形上學或宗教問題——他死後去哪裡？他相信上帝嗎？——而是實際的問題——他的死因是什麼？生病多久了？他怎麼知道自己將不久於世？若我說到他身體的變化，他們往往聽得仔細，又不敢追問細節——他的器官、他的皮膚、他的最後一口氣。

我們談論的死亡，以及真正要面對的死亡，這兩者差距之大，令人驚慌失措、痛苦不已。安撫我們唯一的方法，就是花更多時間與瀕死的人相處。瞭解死亡如何找上他人，就能瞭解死亡如何找上自己。瞭解死亡的樣貌，看似剝奪浪漫的幻想，卻能更清楚地認識、承受死亡的真相。然而，醫界處理死亡的方式，卻持續掩蓋我們想要知道的資訊，阻撓我們從中獲益。

就連在安寧療護的機構裡，大家也拒談死亡。曼哈頓下東城一間醫院的安寧病房裡，護理站貼著一張紙，列出病患姓名，護士可以看出誰死了、誰活著。上頭的名字經常被劃掉，又用鉛筆加進新的。志工在活頁夾上記錄「史密斯太太吃了兩匙蘋果醬。喜歡聊家人的事。給我看她孫子的照片」。活頁夾經常夾著安寧療護管理師的字條，囑咐志工不要向病人或家屬提起「安寧療護」。他們可能還不想聽到生命將盡的消息，或者尚未有人告知他們現況。提防病人得知自己的命運，這種作法並不稀奇，卻充滿爭議，而且根據地區、病患年齡、階級、宗教、種族，告知的方法也有所不同。當安寧病房有人死亡，所有的房門都會關上，確保亡者被推出去的時候，其他人不會看見。病患待的時間很短，因為他們被移到安寧病房之前，已經在其他病房接受以痊癒為目標、然而無法治癒的治療。

與病人討論死亡非常沉重。醫生也得承認自己無能為力，治不好奪走病人性命的病。直接討論安寧療護等於宣判死刑，很多人避免這麼做。瀕死的病患與沉默的醫界之間還有其他的緊張關係。只要還有其他的實驗療法，病人就不好意思拒絕，得承受家人與朋友的壓力，不能「輕易放手」，不能「放棄奮鬥」。無法治癒的疾病會摧殘一個家庭，每個成員都心力交瘁、無法思考，也缺乏足夠的資訊以作出選擇。

拒絕繼續治療、移除維生器具（儘管它確實能讓人活著），對家人來說，彷彿親手結束摯愛的生命，彷彿背叛病人。而對病人來說，可能被視為自我放棄、不合作，有憂鬱、甚至自殺傾向。然而，無效治療造成的痛苦使人衰弱，遑論久病導致的憂鬱情緒以及財務壓力。病人忍不住想問，如果可以無意識地脫離化療的痛苦或呼吸器，那有什麼不好？

一九七〇年代，人類對死亡的定義在歷史上首次改變。在那之前，死亡幾乎等於心跳、呼吸、大腦功能同時停止。然而當時一項革命開創了醫學的新時代，使得人類的心肺功能可以無限延長。人工呼吸器和心臟去顫器改變了死亡的定義，除了大腦功能喪失，否則人不會真的死去。然而沒有人知道新的死亡定義意味著什麼——醫生不知道、律師不知道、病人或家屬也不知道。有史以來，對人類而言，心臟和脈動意味生命與活力，我們的文化、社會和家庭，無不以此為傳承的象徵。古埃及人乾化屍體之前先移除所有器官，唯獨心臟，因為心臟在來生不可或缺。一六〇〇年代，人們認為靈魂就住在心臟肌肉的空洞處。詩人威廉．布萊克描述心是「正中的太陽，世界的核心」。我們瞭解事物的「核心」、「內心」明白某些事情，把重要的事情「放在心上」。顯然，只要心臟跳動，就代表活著，如果不是，就是死了。

大腦則是完全不同的器官，既神秘又複雜。它有三個主要區域，各司其職又相互依存。大腦功能要運作多完整才代表你活著？全部？哪一部分的大腦使你身而為人，而不只是一具只有生理特徵的身體？哪一區左右你的個性、你的笑容、你認得家人的能力？你如何測量這些功能？心肺復甦術與九一一專線的出現、人口往都市遷移、救護車隨時可以當街救援、或快速抵達在家受創的病患。種種醫學上的進步，致使無數的生命得救，全新、未探索的倫理議題也同時浮上檯面，但沒有人能完全解答。電擊或搥打胸口有時可以使病人恢復心跳（但力道太大會打斷老弱的肋骨），強迫注入空氣可以恢復肺臟，但如果病人缺氧超過四分鐘，腦傷的程度就難以衡量，而且往往不可逆。這些情況中，科技能維持「生命」，但要不要讓病人死去，就變成實際的抉擇：停止呼吸器或心律調節器、移除鼻胃管、停止無效醫療。二〇一〇年《紐約時報雜誌》的文章〈是什麼傷了我父親的心〉（What Broke My Father's Heart），記者巴特勒（Katy Butler）寫到母親給她一項令人痛苦的任務，而她終究做不到：關掉父親的心律調節器。他八十五歲，失智多年，而且身體完全退化。她寫道：「埋在右邊鎖骨皮肉底下，浮起的那一塊就是他的心律調節器，使他的心臟活得比大腦更久。」巴特勒和母親決定，沒有大腦就不算活著。五十年來，科技重新拆解死亡的定義，社會大眾多半會同意巴特勒的看法。然而從醫學和法律來看，意義又不相同。

一九七〇年代，一連串的案件發生後，社會大眾才看到死亡變化多端的定義，包括凱倫・安・昆蘭（Karen Ann Quinlan）一案。昆蘭二十一歲時因喝酒並同時服用煩寧而昏倒。緊急救護員趕到現場並試圖恢復她的心肺功能，當時她已經失去呼吸與意識超過十五分鐘。她的大腦尚存多少功能是個謎。她靠著機器維持生命，一年後，她的父母問了一個史無前例的問題：「既然無法恢復『活生生』的樣子，他們該不該關掉無法呼吸器，讓女兒凱倫死去？」律師科爾比（William H. Colby）在著作《拔掉插頭：重申我們在美國死亡的權利》（*Unplugged: Reclaiming Our Right to Die in America*）中這麼寫道。那家醫院唯恐犯下謀殺因而拒絕。全國與國際媒體無不以頭條報導昆蘭案件，此案也送到紐澤西最高法院，然而法院對於「凱倫還活著嗎？」避而不談。法院判決，病人與家屬享有隱私權，得以拒絕醫藥治療，即便那意味著死亡。美國人民坐在客廳看著媒體報導昆蘭一家的經歷，一致認為，藉由機器以人工的方式維持生命，不是理想中的「善終」。

一九六九年，瑞士裔美國人伊麗莎白・庫伯勒－羅斯（Elisabeth Kübler-Ross）發表著作談論悲傷的五個階段，名為《論死亡與臨終》（*On Death and Dying*）。此書的焦點放在大限將至的病人，促使美國民間發起運動，致力於改善生命末期的照護情況。美國第一所現代安寧療護機構於一九七一年開幕。現在美國一年約兩百五十萬人死亡，當中將近一百五十萬名亡者在安寧療護機構去世。然而，這個數據有誤導之虞。病患若被診斷少於六個月的生命，即可住進安寧療護機構，但是安寧療護機構平均住院期間不到兩週，超過三分之一入住七日後就過世。其中一項難為之處是，病患接受安寧療護之前，必須結束以痊癒為目標的治療，但有些人還沒準備放棄復原的希望。安寧療護的工作重點是讓臨終的病人盡可能感到舒適，但經濟條件、家庭、文化、道德等因素卻不斷影響每位接受安寧療護的病患。有些家庭有足夠資源、金錢與時間，家人能在家裡照顧病患，病人能在家中過世（聯邦醫療保險一般只支付一天四小時的居家照顧，對於行動不便或獨居的人並不夠）。另有一些病患，他們的家人終於得面對事實，疾病無法治癒，病人得轉入醫院的安寧病房。其他病患在安養院度過最後的日子，安寧療護的護士會到院訪視。也有專門的安寧療護機構，例如我父親過世的地方。（譯注：美國聯邦醫療保險的保險對象為六十五歲以上或不足六十五的身心障礙人士。）

與安寧療護同時發展的是自主權運動，病人與家屬中法律途徑追求善終，例如預立醫療指示、醫療代理人、生前預囑等書面文件，提前決定臨終大事。各州與聯邦皆有相關法律，確保這些決定得以落實。父親死後，我立刻去找我們家的律師，請他擬定我的遺囑與醫療代理人。和我交情深厚的人都知道這些文件放在哪裡（在我書桌右邊灰色檔案鐵櫃裡的牛皮紙信封，我妹妹和律師的電話就寫在信封外面的便利貼）。然而，就算有法律保障我的臨終願望，倘若明天我在忙碌的曼哈頓街頭被公車撞上，這個心願也不見得就能實現。更常見的情況是，儘管法律規定明白，但仍受限於習俗無法完全落實。就算我預立生前預囑，救護車上必須對我進行急救的技術員不可能知道內容是什麼；不熟的親戚跑到醫院，要求院方盡其所能「拯救我的生命」；即使是我傷心欲絕的家人也無法或不願要求終止維生系統。

過去四十年，安寧療護和自主權運動兩派人士互相學習，關注焦點也有許多交集，端看你接觸的是哪個派別。有些團體強調社區與家庭關係，著重互相支持以及共同決定。病人的福祉當然是首要的。然而，這兩派運動人士面對某些情況，仍會感到無力。首先是醫學發展永無止境，讓人難以跟上腳步。其次，負責制訂臨終相關法律的國會議員，本身知識卻非常貧乏。第三，許許多多護生（pro-life）的運動者不惜代價要拯救「生命」。最後就是大眾對死亡過程的無知。受這些因素影響，這兩派運動人士開始搞不懂自己的核心原則——尊嚴與善終——的意義為何，更不要說延伸出來的相關議題。如同死亡，尊嚴與善終本身也是定義不清的詞，但對我們每個人而言，它們又是獨一無二的概念，端看我們的年齡、文化、信仰、興趣和許多其他因素。安寧療護派對善終有自己的一套看法，自主權人士則高舉法律文件，但死亡的面貌各色各樣，他們又要如何預先準備？

此外，死亡機構化後，我們生活中不見死亡，不能藉由經驗瞭解死亡的過程。喪親之痛令人手足無措，我們無法主動下決定，只能被動順從權威，無論是醫生、護士或醫院管理單位。俄亥俄州立大學醫學院老人醫學專家瓊安・林（Joanne Lynn）認為，這種情況就像「機長乖乖聽塔台的話降落就對了」。家屬受到醫護人員鼓勵，讓病人進行密集的檢查和治療，看似帶來希望，實則無法帶來健康，甚至增加更多的痛苦與折磨。我們都熟悉這些故事，醫生開了新藥給高齡九十五歲的奶奶，希望能治好阿茲海默症，家人因此花光積蓄，卻不知道新藥會不會影響她原來服用的藥。還有八十二歲的班叔叔，雖然已是癌症末期，還是得開刀換新的膝蓋。無助的伯瑞福一家人希望醫護人員能夠再盡力。其實做什都於事無補，但我們很難認清現實，畢竟大家都認為，只要懷抱希望就有幫助。

希望是禱告的遠房親戚，身穿深色衣服，在全家福合照的相框外頭晃來晃去。如果禱告是向至高無上的力量祈求曾經發生的奇蹟——禱告的人總是記得很久以前的奇蹟——希望就是對空無、對一切、對事實的相反祈求。希望緊緊抓著恐怖的個位數機率、醫療器材嗡嗡的聲音、漫長的失眠夜晚。禱告可以（或者曾經可以）得到奇蹟；希望只能給身體一個禮拜，頂多一個月。有時候瀕死的人能夠設定目標並達成：只要讓我看著兒子結婚，我的孫女十歲，我的家人切著感恩節火雞。希望使人撐到試穿禮服、包裝禮物和烹煮馬鈴薯泥，但僅止於此。希望最擅長的就是讓人擬訂計畫，雖然那有時是為了逃避最壞的情況。

爸爸去世前兩年，提到想在商店後面舉槍自盡或上吊自殺。病況轉壞的時候，他希望走得無痛。我很害怕自己發現他的身體吊在某處或血肉模糊。我把這件事告訴一位的朋友。他送我一本《紐約時報》榜上的暢銷書，漢弗萊（Derek Humphry）一九九一年的著作《最後的出口：瀕死者自我拯救與協助自殺實務》（*Final Exit: The Practicalities of Self-Deliverance and Assisted Suicide for the Dying*）。漢弗萊是個受爭議的老粗，也是一九八〇年「毒芹會社」（Hemlock Society）主要的創辦人。《最後的出口》列出不需法律批准的自殺方式。我一讀再讀，然後把書給我的父親。如果有朝一日我決定終止自己的生命，我會非常清楚該怎麼做（先吞安眠藥，再把包裝火雞的束口袋套在頭上，最後在脖子圈上橡皮筋，確保二氧化碳不會洩出）。如果父親想要的話，他會找到自己的方法。我想讓他知道，無論他的決定為何，我都支持。但是，最後他在安寧療養院死去，離他鍾愛的巢穴很遠的地方。

當我終於從非洲回到家，我立刻發現，一路上我以為在化解的傷痛依然還在，就在原地。離婚文件、求職問題、父親建造的家——我記憶中的影像依然相同：我的父親，幾乎裸體，蒼白、消瘦、扭曲。其實，就許多方面而言，我總是想起這個畫面，蘇珊・桑塔格在二〇〇三年的著作《旁觀他人之痛苦》中，稱呼這種心態為「退縮的快感」（the pleasure of flinching）。這個記憶很容易擷取，因為它是那麼痛，而且能讓我再度覺得與他很親近。但它也排擠所有我們共同生活的美好回憶，例如我們在農場削木，目光忽然在某個金黃色的午後交會；我出其不意打電話給他，只為了告訴他下雨，聽他令人安心的聲音。他死去後的身體——活著的時候不可能那樣蜷曲的身體，正把所有關於他的美好記憶都驅趕殆盡。我的腦海重現安寧療護的最後一幕。每個人都是這樣死的嗎？雙手雙腳掙扎，直到針頭刺進？我想知道他的死亡是否稱得上「善終」？如果是的話，我也會那樣嗎？

顯然時候到了，我該去尋找另一個方法化解我的悲傷，就像他死後我決定出國。但這一次，我沒有逃避，我必須更接近死亡。我已經放任我的悲傷太久，我別無選擇，只能理解悲傷，與它纏鬥、壓倒在地，看清它的樣貌。為了再次回到世界、正常過生活，我需要瞭解在我父親、家人、自己——以及在所有人身上發生的一切。當時我並不清楚這件工作的意義，但至少是崔切伯格（Peter Trachtenberg）在《災難之書》（*The Book of Calamities*）中描述的：把用於悲傷的能量和情緒全都注入研究調查中。「對受苦的人來說，在想通自己的苦難前，」他寫道：「必須先問各種苦難的問題，想想苦難本身是什麼。這個過程就像在從事科學與哲學研究，為了得出成果，不斷探問自己的真實處境。」

尋找善終似乎就像尋找青春之泉。死亡有什麼好法？我毫無頭緒，不知如何開始，但既然我是從安寧療護開始認識死亡的真實處境，於是我便成為安寧療護的志工。幾乎任何人都可以當志工，訓練時間很短，但安寧療護領域很缺人手，總是需要踴躍的參與者。我先學習陪伴他人的臨終。接著我繼續前進，帶著滿懷傷痛的好奇心，前往研討會和醫療院所，參加學術課程和教堂地下室的哀悼會。除了走進與世隔離的受刑人舍房，我也探訪淡藍色的醫院病房，在那裡，每一個沒說出口的字都可能是最後一個字。這段訪查也許太負面消極，或也許只是徒勞的自我成長計畫，但那也無所謂。是的，我會問問題，但大多時候我只是聆聽，聽這些大期不遠的人述說自己或親愛的人的故事。我也想從局內人的角度去瞭解，在今日美國，人們如何緩步走向死亡（或是橫衝直撞抵達），而活著的人，又如何在痛失親人的陰影中蹣跚前行。父親也許不鼓勵這個訪談計畫，但我知道他至少會尊重。他生前總是無法放任椅腳歪曲或電器故障，現在我心裡某個東西嘎嘎作響，我得把它修好。

從擔任安寧療護志工的第一天，我就學到，小小的舉動就可以幫助他人活得更好、死得更好，例如陪伴、聆聽、理解他們的人生。但我也很快發現，想幫助他們走得更好，不只是告訴病患有什麼選擇、讓他們決定。要改善臨終的一切，牽涉的不只是一些小小的舉動。醫生得學習要如何與病人談論重症末期，病人也得學習面對可能出現的情況，但不是所有人都有管道接觸這些資訊，所以只有一部分的人能善終。就算我們能幫助一個家庭撤除不想要的呼吸器，還是有下一個家庭得面對這個決定，長久以來安裝呼吸器的醫療程序也不會改變。未來幾十年，老年人口越來越龐大，越來越多人邁向生命的盡頭，我們還沒準備好，不知如何照顧這群人，不知如何處理他們各樣的需求。我們也不知道怎麼解決人民的財務困境和國家的經濟問題。社會中一些特定族群生活依然煎熬，例如窮人。坦白說，我們也不知道自己怎麼走到這個時代——瀕死的人未被充分告知訊息，還受到誤解、忽略、虧待。

我們一定得有更為宏觀的理解，知道今日我們為什麼這樣死去，除了掌握醫學發展趨勢，也要熟知自主、知情同意等概念。我們也該知道安寧療護與醫院文化的形成與紮根，也該清楚一般大眾對於臨終者的看法。我們也必須考量法律層面，臨終者有哪些權利、立法的目的和源頭是什麼。我也要提大家，今日的金融體系有諸多限制，使我們無法放心地死去。當然，宗教與其他文化力量也深刻影響死亡的面貌。我們必須一一檢視，這些因素如何互動、如何影響臨終照護。透過關注不同個人的生命與死亡，我越來越清楚，要改變死亡方式，就得有深入且範圍廣大的改革，不僅要懷著對病患的關愛，也要大膽檢視主宰我們生命盡頭的社會、法律與相關機構。

第二章 死亡遊行

大道之家是棟乾淨、平凡的紅磚建築，座落在曼哈頓下東區。建築物的正面有一座碩大的左右斜坡通往加高的前門，幾乎佔盡整個門面，但是除此之外，大道之家安然融入周圍的雜貨店、公寓住宅、熟食店。我剛結束安寧療護志工訓練。我以為他們會派我先去安養院，面對白髮蒼蒼、沉默寡言、眼神疏遠的老人，結果我來到的地方介於醫院和中途之家，那裡的人年齡層廣泛，忙碌、生氣勃勃、生命經驗與我截然不同。大道之家也是教學機構。我的安寧療護管理師派我到這裡，因為有個名叫馬修的病人，既憂鬱又孤單。我知道他快死了，這就是我被派來的原因，其他我一無所知。

他住在一間乾淨的二人房，病床靠近門。他穿著森林綠的運動衫、上衣和褲子，頭戴一頂棒球帽：紐約大都會隊。他是個矮小又清瘦的黑人，平頭略見灰白。他看起來不像生病，與其說是健康問題，不如說像過勞。他的運動衫差不多大了兩個尺碼。他的眼皮沉重，眨眼緩慢。馬修正在看一台小電視，電視的支架可以調整，從他頭後方的牆壁伸長到他的面前。法官茱蒂正在訓斥一個滿臉痘痘、外套不合身的小子。我先向他自我介紹，根據訓練，我刻意省略「安寧療護」一詞。有時候病人寧願對自己的死亡抱持懷疑。自我介紹後，我對他說：「我聽說你想找人陪伴。」馬修害羞地點點頭。「我可以和你一起看《法官茱蒂》（*Judge Judy*）嗎？」他指著床腳一把髒汙的椅子，椅子後面的牆上全是早日康復的卡片。那些卡片提醒我，家屬不總是能夠接受親人即將死去，或者他們覺得不祈求奇蹟就等於放棄。

馬修的室友叫做提摩西。他和馬修不同，總是在說話，總是有點骯髒，而且有點過動。提摩西有個自己的小黑市，商品眾多，都是從餐廳供給的食物一點一點累積起來的，包括杯裝穀片、玻璃紙包的餅乾。我不只一次看過他賣這些食物。大道之家的病友經常路過馬修的病房，從門口探頭進來看，目光朝著馬修、揮手向他問好。他們來看馬修的次數和來看提摩西一樣頻繁。二一〇室是他們交流的熱門據點。

我坐在馬修身邊，各種年齡、性別、膚色的人就在我的周圍移動。訪客的小孩在走廊搖晃步行；窮困潦倒的人坐在輪椅上，他們空洞的臉上寫著艱苦的歲月。工作人員穿著防髒的制服和舒適的鞋子，顏色一致。我將滿四十歲，也自認為生氣勃勃，但這裡的人或是生病，或是垂危，若非這個機會，我不可能來到這個車水馬龍的地方。

那次初訪馬修，我坐在他身邊兩個小時，努力跟他聊了天氣，還有電視裡頭對法官百依百順的原告。那時候我還不懂，陪伴不等於對話。瞭解馬修要花上時間，但是單純在他身邊才是重要的事。

那天晚上我回到家，坐在電腦前，想多瞭解大道之家。為什麼這些人，不分老少，「住」在那裡？我立刻發現，大道之家是專收ＨＩＶ病患的機構。一陣恐慌來襲。根據安寧療護的訓練要領，我拜訪前後必須徹底洗手，但我從馬修的杯子喝了一口他的橘子汽水。我和他握手，幫他脫鞋，用過那個房間的廁所。我的安寧療護管理師難道不該先告知，我的新病患即將死於愛滋病？瞬間我明白，我的恐懼是不理性的——我的世代受過最好的愛滋病預防教育。ＨＩＶ病患骯髒、碰不得、會傳染，最好閃得遠遠的，我知道這些都是錯誤的印象。感染HIV病毒而導致愛滋病只有兩種主要方式：使用不潔的針頭以及缺乏安全措施的性交。我瞬間的恐慌是不理性的，但確實存在。就在當下，那個疾病的汙名忽然成真。

身為安寧療護志工，無論病患是誰、生什麼病，無論他們需要什麼，你就給。某方面來說，擔任安寧療護志工頗有成就——不容討價還價的要求。我買過花、蛋糕和雜誌。我擦過屁股也推過輪椅、握著病患的手陪看電視、打電話給疏遠的女兒、讀完整本《詩篇》。要完成安寧療護的工作，就得付出無條件的關懷，病患的個性、人生選擇、疾病、外觀、種族、階級，都不在考量之列。在你面前的人生命垂危，你得接受、去愛，然後失去、受傷。

牧師和幾個大道之家的病患會定期來到馬修的房間，把手放在他的身上，為他禱告。我會離開床邊，站在牆邊，背靠著牆。他們圍繞著馬修，手抬高或放在他的腿、腳、肩膀和頭上，口說方言，祈求上帝讓馬修再度行走，除去他的病痛，令他健康。還有另一位牧師接著加入，他衣冠楚楚，從頭到腳一身紫——邊帽、細條紋衣、手帕、金屬光澤的鞋還有鞋帶，都是紫色的。他搖晃、擺動、大聲呼求上帝的愛。他告訴馬修上帝的胸襟和全能，馬修聽到後，身體有放鬆一些。我猜想，原因不是因為他的罪已消除，而是因為儘管有罪，他還是有價值。我希望那個紫衣男也把手放在我的身上，為我禱告。

在我認識馬修之前兩週，他「接受上帝進入他的生命」。如同身體已經交付給大道之家的護士，他把靈魂交付給上帝。他因此平靜。我看得出來他還是害怕死掉——時而驚醒，時而昏沉——但他揣著他的迷你聖經，接受為他禱告的新朋友。他的妻子和成年的兒子住在紐澤西，很少來訪，但大道之家提供馬修一個友善、包容的環境。若感到被遺棄，至少也會感到被收留，他們是他的安慰。我也以非常不同的方式讓馬修得到安慰。他覺得疼痛可恥，不敢告訴護士自己的感覺。但他會告訴我他的不適——不能排便、胃很脹、睡不著——但護士來的時候，面對權威，他會勉強擠出笑容。他不喜歡吃任何藥。一劑藥效將盡，卻還不到施打下一劑的時候，突發性疼痛會來折磨他。我寫下訪視過程給安寧療護辦公室：四月九日，星期五：

喔，今天痛得很厲害。我一走進他的病房就知道今天很糟。M的痛真的是兩倍以上—我以前不能理解這種形容，見到他之後就懂了。他的頭靠在病床扶手上。病房亂七八糟，床邊的地板有一攤黏黏的東西，床邊桌散落翻倒的杯子和罐子。我走進去，M的室友提摩西向我打招呼，對我說：「還好妳來了。他需要妳。他們威脅我，如果我給他藥局的止痛藥，今天就要把我趕出去。」看來他已經痛了很久。他說藥效只持續兩小時，但護士說，還要再等兩小時才能再吃，他只好躺著，打電話給他的妻子，要她叫醫生，不然他要叫提摩西去買安舒疼。

「我只想死。」他小聲對我說。我請護士過來，並找來醫生。我們無法幫助他感覺舒服一點，原因很多，護士有醫囑要遵守，馬修也常無法表達清楚自己的感覺。此外，他還說過，不想吃藥吃到不省人事，不喜歡吃舒胃解便，因為味道很不好。他的雙手冰冷，放在扶手上，我握著、搓著，告訴他醫生和護士馬上就到，很快就會好了。我們兩人都看著時鐘。

我又拜託護理站的護士，告知我們需要幫忙。我陪著馬修，直到醫生、樓層主管和全責護士總算都來到他的床邊。不過，他們討論他，而不是與他討論。他們談到目前的困難、能換什麼藥解決等等。百般不願下，他們說讓他用美沙冬好了，但這個藥在大道之家的聲譽不佳。美沙冬是治療毒癮的藥，戒斷海洛因用的。「呃，」那名護士說：「美沙冬很容易成癮。」我降低音量，語氣不耐地對他們說：「他快死了。」我聽著醫生和工作人員說的每一句話，接著彎下腰握著馬修的手，換個方式跟他說：「你痛的時候要告訴他們，止痛藥難免要試試才知道有沒有效。他們想試試美沙冬，但可能會有一些副作用，像是便秘、頭暈。但你覺得那是不是比痛來得好？」他點點頭。

西西莉・桑德斯（Cicely Saunders）原來是一位英國護士，一九六七年，她在英國成立第一所現代安寧療護機構。她經常說，她的方法（和哲學）直接承襲中世紀歐洲修道院的收容所。僧侶照顧東征返回的士兵或旅者，以及病窮之人。

安寧療護的工作者，尤其是志工，大多知道桑德斯成立安寧療護機構的緣由。其實那是個愛情故事。一九四〇年代中期，桑德斯在癌症病房擔任護士的時候認識一個波蘭籍的猶太人，名叫大衛・塔司馬（David Tasma）。塔司馬的癌症無法以手術治療。史密斯（Fran Smith）和希梅爾（Sheila Himmel）在《改變臨終之路的推手》（*Changing the Way We Die*）一書中寫道，桑德斯當時剛改信福音派新教，正在尋找實踐信仰的方法——「感恩並服務」。桑德斯和塔司馬促膝長談，討論信仰與死亡。他令桑德斯意識到，臨終的病人有多麼孤單寂寞。史密斯和希梅爾寫道，桑德斯讀了兩篇詩篇，希望能安慰對方，塔司馬則回答：「我只想要瞭解你的想法，還有妳的真心感受。」這個單純的欲望後來成為她對安寧療護的信念：我們所能提供的最好治療，要讓病人的心靈能感受到善意、關懷與友誼。

桑德斯認為，安寧療護所要關注的，是病患面對死亡時經歷的所有痛苦，不只是身體上的，還有情緒上的，包括長期臥床的不適、孤單，以及失去對身體、周遭環境與未來的控制。她獲得醫學院的文憑後，在倫敦成立聖克里斯多福安寧療養院（St. Christopher's Hospice）。桑德斯很有威嚴，身高超過一百八十公分，說起臨終照護充滿熱情。她的想法與演說魅力直接影響美國安寧療護的發展。桑德斯與《論死亡與臨終》的作者庫伯勒－羅斯，以及在康乃狄克設立美國第一所安寧療養院的護士佛羅倫絲・沃爾德（Florence Wald），促使美國政府於一九七四年開始推動安寧療護。

桑德斯是安寧療護運動發展的主要推手，由於她的貢獻，於是受女王伊利莎白二世封為女爵。但事實上，桑德斯的哲學要歸功於另一位創立者，令人驚訝的是，此人是出身文學世家的美國人。蘿絲・霍桑・萊思羅普（Rose Hawthorne Lathrop）是《紅字》一書作者霍桑的女兒。萊思羅普很年輕就結婚，並活躍於文學圈。她的丈夫喬治・帕森斯・萊思羅普（George Parsons Lathrop）後來成為《大西洋月刊》（*The Atlantic Monthly*）的編輯。蘿絲也有自己的文學理想，曾出版短篇故事、詩，以及著作《沿著河岸》（*Along the Shore*）。她和丈夫一起改信天主教，但他們的兒子出生不久後就去世，兩人也漸行漸遠。

蘿絲於一八九〇年代末期成為紐約癌症醫院的護士，當時她四十五歲。她看見窮人死於癌症的慘狀，決定設立「蘿絲護士免費照護」。史密斯和希梅爾在書中提到，蘿絲在日記寫下：「我全心全意投入，希望能夠安慰窮苦的癌症病患。」她搬到曼哈頓下東區，買下一棟出租公寓收容生病與垂危的人。受道明會教士鼓勵，她於一九〇〇年創立「霍桑道明修女會」（Dominican Sisters of Hawthorne），並成為阿芳薩修女（Mother Alphonsa）。

從蘿絲加入修道會後拍的照片，我們看到她頭戴黑白頭巾，遮蓋肩膀與後背。她的臉形寬闊，戴著大大的眼鏡，看起來一臉嚴肅。「蘿絲不談宗教，任何信仰的病患她都歡迎，沒有信仰也行。」史密斯和希梅爾在《改變臨終之路的推手》一書中寫道：「她相信自己是透過護理工作傳達福音，若有人願意信教，她當然也很高興。」

二〇〇三年，伊根樞機（Cardinal Edward M. Egan）提名將阿芳薩修女封為聖徒。二〇一四年三月，霍桑道明修女會的網站宣布，梵諦岡已經認可「蘿絲・霍桑修女於教區之英勇德行，判決有效」，封聖的下一個階段「宣福」需要一個信徒向其祈求的神蹟。霍桑道明修女會宣告，如果你向阿芳薩修女禱告時曾經體驗神蹟，趕快與他們聯絡。

馬修開始服用美沙冬的隔天，我拜訪他之前，先到護理站和值班護士打招呼。護士告訴我，馬修整個早上都覺得噁心想吐，很可能是適應新藥的反應。我走進他的房間，他看起來已經接受不適的感覺，不再為兩倍的疼痛而掙扎。我告訴他，調整劑量需要一點時間，副作用可能不太舒服，但至少可以控制疼痛。他願意改變真是太好了。我們看了一會兒電視。我整理他的床邊桌。他低聲說，自己快沒力氣說話了。我告訴他，他不需要說話。我能靜靜陪著他就很高興了。

「但是我想說話。」他沙啞地說。我在日記寫下：

我準備離開，要和他約下一次拜訪時間，他再一次垂下頭道歉：「抱歉給妳添這麼多麻煩。」我連忙搖頭，告訴他不需要跟我道歉，這是我們應該做的——我對馬修說的同時，也是對自己說——我們難免需要依賴別人，不需要感到過意不去。離開前，我和他的護士說話，自從他昨天晚上開始服用美沙冬後，顯然已經不會感到劇痛。下一次的服藥預計是兩點，他還覺得舒服，沒有劇痛。

那樣的改變讓人難以置信。馬修和我開始聊他的人生，他的焊接工作，他的家庭。過了幾週，我總算比較認識他。我們一起看他家人的照片，看他最愛的電影——英雄和壞人對戰的動作片，快樂的結局。他想吃什麼我都會帶給他。有時候馬修感覺不到自己的腳，我摸他的腳他有感覺，但無法動自己的腳。他有一種睜大眼睛的茫然表情，我不知道他的疼痛和藥物之間如何微妙地平衡。

那週之後，我幾乎每天都會拜訪馬修，次數超出安寧療護的派遣。我喜歡坐在他身邊，牽著他的手。我們發展出一些規律的活動。我會把頭靠在扶手上，一起看電視節目，《法官馬提斯》（*Judge Mathis*）或《佩恩之家》（*House of*

Payne），還有以前從沒看過的白天節目。我變成二樓的常客。我也會跟其他常見的人打招呼——穿著粉紅睡袍的女人，她主動找我去她的房間，讓我看她剛出生姪女的照片。有個年輕黑人男子，老是坐在電梯旁，盯著門看。走廊上有個拉丁裔的老婦，總是坐在輪椅上打瞌睡，她的頭會歪向左邊肩膀。當然還有在護理站聊天的護士。一旦到了街上，在斜坡底下，我會深吸一口城市的空氣。我依然能在身上聞到馬修的氣味——可可奶油的味道混著腐化的身體酸氣——住在病房，垂死的身體。

馬修的退化跡象越來越明顯。他不再穿他的運動衫，而是一直穿著醫院藍白的病人服。他不再下床，而且護士必須幫他枯瘦如柴的腳穿上特殊的拖鞋，減輕腳踝的壓力。他們幫他翻身，預防褥瘡。房間現在非常安靜；就連馬修的室友提摩西也保持距離，或拉起床簾看他的書。

我最後一次拜訪時，馬修的思緒時而清晰時而模糊。他會把頭轉向我，露出牙齒對我微笑，他乾燥的嘴唇會垂下，然後又會睡著。他幾乎不動，皮膚好像陷入床裡，骨頭在平坦的被單底下，只見凹凹凸凸。我在那裡的時候，護士經常在四周走動，他們的特別關心引起我的注意。他要走了。一位護士告訴我：「唸

《詩篇》給他聽。」我拿起馬修的聖經，從頭唸起。「有福的人：不從惡人的計謀，不站罪人的道路，不坐好譏笑的人的座位。」還有第七十七章：「我要向神發聲呼求；我向神發聲，他必留心聽我。我在患難之日尋求主；我在夜間不住地舉手禱告；我的心不肯受安慰。」馬修偶爾會醒來，他會看著我，接著眼神穿過我。他從被單底下舉起顫抖的手，指著我的肩膀後方陰暗的角落。他看見他的母親在那裡，他的妻子，以及其他友善的臉孔。唸到第八十六章：「耶和華啊，求你側耳應允我，因我是困苦窮乏的。求你保存我的性命。」——馬修睡著了。

那天晚上我無法入眠。凌晨三點半。我站在廚房的窗前盯著月亮。月色明亮，不透明的紐約天空，星星比平常更少。我住在布魯克林，這一區宜人平靜，附近的海水飄來鹹味，八百萬人沉睡的呼吸聲與冷氣的聲音嗡嗡作響。我的脖子僵硬，身體感到沉重，潮濕的空氣令我疲憊，心中有種悲傷即將爆發的預感。悲痛襲來，那種熟悉的感覺浮現，隨著五年來經歷的風浪、守候父親臨終與去世的日子飄來。隔天早上，安寧療護管理師打電話告訴我，馬修死了。

我認識馬修前，已經結束數週短暫的安寧療護志工訓練。第一堂課在某辦公大樓的中間樓層，離華爾街很近。我走進教室，看見超過二十人，年齡從十九歲到七十五歲，倍感驚訝。我以為只會見到幾個優雅端坐的婦人。家中若有臨終的人，女性總是主要照顧者。我發現這份志工工作是有性別色彩的。就連我們看待志願工作也帶著性別色彩與歧見——男人沒空去做的事情、女人的工作。現代的安寧療護已經和蘿絲・萊思羅普的時代不同，例如服務的對象不只是窮人，整個過程也高度醫療化，但我的教室裡還是女性居多。有些志工，例如一個大約二十二歲的高挑男子，是為了進護理學校或醫學院做準備。有個穿大花洋裝、妝容完整、頂著銀色頭髮的年輕女子，說自己正好有時間——「於是我想，不如當安寧療護的志工？」一位穿著波西米亞裙子的女人，接觸愛滋病患多年，「失去太多朋友」，覺得安寧療護的工作讓她成為更好的人，「讓我感激自己還活著」。教室裡最老的女人慎重地坐在我的左邊。她來報恩。珍的手就和七八十歲的人一樣皺，眼睛底下長滿黑斑。她很規矩但有點坐立不安，彷彿還活在過去。安寧療護幫助她照顧垂死的丈夫麥克。那是二十五年前的事情。她的聲音哽咽。她終於準備好要幫助別人死去。

「幫助別人死去」。這句話聽來詭異。這和我們長久以來鼓勵別人「不要放手」、奮戰到最後、永不放棄的信念背道而馳。助人走上最後一程，等於承認醫學有其限制，也牴觸我們避談死亡的文化。但從另一方面看，安寧療護又充滿了慈愛與關懷的宗教精神，可追溯到如霍桑道明女修道會的宗教團體。

無論我們認為社會有多麼世俗，在臨終的病床前總離不開宗教。除了社工、護士、志工外，當代安寧療護團隊也有牧師。當前，美國精神是安寧療護計畫的信仰核心。跨信仰和兼容並蓄是今日安寧療護的特色，反映我們國家宗教版圖的變遷。

我不想去看寇提茲先生。馬修三個禮拜前才剛死。寇提茲先生的妻子星期六晚上要去望彌撒，安寧療護機構找不到人在這個時間陪他。誰想在星期六晚上握著垂危的人的手？我不想，但我還是答應，也許為了抹去腦海裡馬修的身影。寇提茲先生會幫助我打起精神。當時曼哈頓下城正值又濕又熱的七月，熱浪來襲，令人煩躁又喘不過氣，整個人欲振乏力。

寇提茲夫婦住在曼哈頓大橋底下的國宅。走進大門我就看到塗鴉和垃圾，電梯裡有尿。夏季明亮的太陽下山後，走廊一片漆黑。我心想，白天較短的季節，晚上來這裡安全嗎？我完全不知道寇提茲先生生了什麼病，也不知道他還剩下多少時間。

寇提茲太太是個身材豐滿的拉丁裔女人，短髮，戴著眼鏡。她帶我走進臥房，瘦小的寇提茲先生躺在病床上。「彌撒結束我就回來。」她說話帶著濃濃的波多黎各腔調，轉身外出，並鎖上門。寇提茲先生隨即活了過來，彷彿上鎖的聲音喚醒了他。我看著他的臉，下半部鬆垮，幾乎沒有牙齒。他的牙齦開合，對我說話，但我聽不懂。他像隻輕盈的小鳥，雙手不斷揮動，彷彿要起飛，或要攪動房間裡頭厚重的空氣。我們的第一項任務是數他睡衣口袋裡頭的鑷子：一、二、三、四、五。他一支一支拿出，拿到我面前，接著放在床單上，排成一排。「萬用的鑷子。」我說。他微笑，笨拙地收起鑷子，放回口袋。寇提茲先生的肢體動作繁複且難以預測，手要先四處揮舞，才能做出大腦想做的事。我搞不清楚他想告訴我什麼，一半是手勢，一半是無法合作的嘴巴發出含糊的聲音。寇提茲先生很堅持。我們要溝通！無可奈何，兩人都後退，嘆了一口氣。

我決定嘗試是非問答，像遊戲一樣，也許可以幫助彼此瞭解。我問：「你是不是想拿東西？」他的手似動非動，稍微眨了眼睛，下巴碰觸胸口。是。我在眾多揮手、轉身、律動、扭動之中抓到這個答案。「在這個房間裡嗎？」是。他的手臂猛然一伸，他指的是五斗櫃上方的抽屜。我懂了，又是一個「是」。當我打開抽屜，寇提茲先生平舉右手，在空中做出上下切的動作。我模仿他的動作，終於明白他要我找的東西在抽屜前面，立在衣服和抽屜面板之間。那是一個紅色的牛皮紙信封，我拿到床前和他一起看。裡面有寇提茲先生從市政府退休的證明、當公務車司機十七年的表揚狀、榮民父親的照片。寇提茲先生不希望我把他當成一個狂亂、像隻鳥、躺在床上的人。他希望我看到他心中的自己，從人的角度看他，而非病人：此人生命豐富、獲得諸多肯定，不光只是這副衰弱的身軀。他很驕傲。我把信封放回衣櫃。寇提茲先生閉上眼睛，總算停止動作。

第二次拜訪的時候，我看見寇提茲先生坐在客廳的椅子，旁邊是一張蓋上塑膠布的白色沙發。他面前有張折疊桌。他拿著湯匙餵自己，燕麥粥、蘋果醬、藍莓馬芬蛋糕。他的手到處揮舞，彷彿在打蒼蠅，也像搖搖學步的小孩在玩遊戲，假裝自己是飛機，用嘴巴去追食物。寇提茲先生為我一人表演自己如何用餐。他的嘴唇拍動，蛋糕碎屑同時飛了出來。他拿著湯匙像在指揮交響樂團，牙齦撞著果汁杯，發出啪啪啪的聲音，彷彿要吃了杯子。食物的碎屑掉進果汁裡面，卡住吸管。在這場表演中，寇提茲先生透過動作與聲音流露單純的喜悅，雖然談不上有多優雅。他不能停止搖晃和顫抖，但他還是能發揮創意，化為花俏、饒富節奏的演出。

我推論，如果他能使用湯匙，就能寫字。令人洩氣的比手劃腳就會有所突破。我從包包拿出筆記本，並且舉高，表示疑問。寇提茲先生定住，接著從我手中搶了過去。他努力讓左手顫抖的筆記本和右手顫抖的筆兩相配合。我無法想像他寫給我的第一句話會是什麼。

「我以前會彈吉他。現在不能，因為琴橋壞了。」「如果吉他修好，你現在可以彈嗎？」可以，他點頭。他伸手拿了茶几上的錄音帶播放機。小小的房間充滿「拉—契恰—契恰」的歡樂拉丁歌曲。我們都笑了，坐在椅子上跳起舞來。

根據美國安寧療護與緩和照護協會（National Hospice and Palliative Care Organization）網站的歷史介紹，一九七八年，美國健康教育福利部（Department of Health, Education, and Welfare）工作小組發表宣言：「安寧療護運動的宗旨，是為照護末期病患與其家屬，提供本國重症末期病患更多人性化照護，同時減低醫療成本。據此，本計畫適切可行，並獲得聯邦政府支持。」一九八二年，國會通過安寧療護補助方案（Medicare Hospice Benefit），重症末期病人可獲得聯邦政府補助的臨終照護，它對於依賴聯邦醫療保險的人格外重要。根據補助內容，必要時醫療機構能夠提供二十四小時的危難照護，但每日照顧的責任——煮飯、清潔、協助如廁、沐浴、服藥、日常支出——仍落在住在家裡的家人或照護機構的員工身上。在州立安養院或類似馬修死去的大道之家中，最貧窮的人可獲得全額補助。有些人則負擔得起全職的居家照護員。不過除此之外，所有人都得不到足夠的安寧照護。一天四小時的照護工作就足以讓我們在剩下的二十小時束手無策、孤立無援。

政府的安寧療護補助項目包括醫療設備、醫師與護士訪視、藥物。此外，安寧療護機構可向聯邦醫療保險申請的藥物給付不得超過五美元。一九八〇年代，臨終照護成為國家財政隱憂，國會便通過安寧療護方案來管控相關支出。為了節省支出，政府要求進入安寧療護的病患不再接受以痊癒為目標的治療。從政府的角度來看，安寧療護的病患不再需要化療和其他藥物療程，畢竟他們的病情直走下坡，該好好面對死亡了。不過，這些規定沒有考慮到，對病患與家屬來說，要接受不可避免的死亡，得面臨多大的情緒衝擊。根據規定，聯邦醫療保險的給付療程限定為六個月。這個時間不是任意制定出來的，但卻無法顧及診斷或有不一致的情況，每個人的身體強度與意志力也都不同。

多項研究顯示，比起接受標準照護（在醫院接受以治癒為目標的照護），安寧療護能讓病人多出兩個月的生命，可以處理財產、疏遠的家人和解、參與家人的生日、紀念日、婚禮，或看到下一代出生。即使你已走到生命的盡頭，兩個月仍然可能發生很多事。

阿芳薩修女和桑德斯的年代，安寧療護是為癌症末期病患設立，但今日範圍擴大到其他疾病，例如阿茲海默症、帕金森氏症，診斷確立後這些患者仍會活上好幾年。他們的死亡來得較慢，生理退化與心智薄弱的情況會持續好幾年，甚至幾十年。

再次拜訪，我又看見寇提茲先生在客廳。他的妻子一離開，他便指著角落的助步器。「你常常自己走動嗎？」我問。他如此虛弱，他的雙腿如此消瘦，我無法想像他的雙腿能夠支撐他。但他點頭表示肯定，於是，利用我從馬修那裡學到的技巧，我張開雙腳，準備承受另一個人的重量，從他的腋下把他架起來。遇到有行動能力的病患，每個志工都害怕他們摔倒。三位老年患者就會有一位摔倒，一摔就會傷得很重，還可能致命。我緊緊抓著寇提茲先生，甚至有點擔心他的手會瘀青。但我們站了起來，像家人或愛人那樣抱著，於是我發現他仔細看著我。他不像一個不久於世的老人，不像皮肉鬆垮、頭髮打結、雙手佈滿斑點的老人，但他沒有牙齒，開合的嘴巴想要親吻。我說：「你真是個壞蛋！」然後他咧嘴笑得老開。

「臥房。」他笑著說。當然。我們到臥房後，他說：「尿壺。」我帶他到尿壺，其實就是便椅，接著他指著自己的睡褲，我把褲子拉下來，接著是他的成人紙尿褲。他沒有屁股，只是皮包著骨頭。我有點詫異，他在我面前裸體竟然如此自在，倒是他的裸體令我尷尬。

坐好之後，寇提茲先生再度搖晃他的食指，指著衣櫃。這次他想要牛皮紙信封裝的相片。他坐在便椅上，我坐在床上，大約是他手肘的高度，我們開始瀏覽幾十年前的照片。波多黎各的家人、島嶼郊外的全景，然後是一張他和朋友站在白色車子前面的照片，可能是這個國宅的停車場。他指著一個英俊的男人，大約二十幾或三十出頭，髮型蓬鬆高聳，捲起袖子。他靠著車子擺出性感又俏皮的姿勢。照片是黑白的，大約是一九六〇年代。

「這是誰？」我努力壓抑不敢置信的口氣。寇提茲先生指著自己的胸口戳。「這是你？寇提茲先生？你好帥！」我說真的。他風流倜儻，一副臭屁、玩世不恭的模樣。上唇薄薄的鬍鬚像一道唇線，下巴豐滿，軀幹厚實。照片中的他充滿男子氣概。我抽出另一張照片，是他和他的樂團，他手中的吉他像他深愛的舞伴。接著是三張寇提茲夫婦在攝影棚拍的黑白照片，頭靠著頭，顯然正當熱戀。看的出來他們幸福、美滿、成熟且自豪。我被照片深深吸引，腦海裡停留著那些畫面。這些美麗、逍遙、性感的人們現在老了。我的眼神移開豐滿、健康、年輕、驕傲，擁抱著愛妻的寇提茲先生，轉向眼前坐在便椅上、憔悴瀕死的人。這是現在的他，不是過去的他。

我扶他從便椅起來（在這之前我從沒幫成人擦過屁股），幫他穿好衣服，扶他上床。寇提茲先生晃動手臂指向衣櫃旁邊一個樂器盒。我打開盒子，發現和照片中一樣的樂器，是一把西班牙四弦吉他，和照片比起來，琴身看得出使用多年的破損痕跡。沒有琴橋，琴頸鬆了，也沒有弦，但寇提茲先生從我手中拿走吉他，抱在懷裡。「琴弦。」他說。

「哈囉，寇提茲先生。」我再次拜訪，愉快地問好。他又坐在便椅上，寇提茲太太準備出門，彷彿要去赴約，不像去週六晚上的彌撒。她站在走廊的鏡子前精心打扮。

「他會在筆記本上寫字，因為我聽不懂他在說什麼。」

「有時候我也不懂。」她說。我感覺好點。

「他也叫我幫他的吉他上弦。」

「喔。」她揮揮手。「他又不能彈。」我們兩人都知道她說得對。「他生什麼病？」我問。

「帕金森氏症。二十五年。」我不禁打個冷顫——二十五年的耐心與奉獻，看著丈夫身體與心智退化，每天早上只出去幾個鐘頭當看柵工，還有星期六晚上去望彌撒。

我進入臥房，寇提茲先生指著我的頭髮，他搖搖晃晃坐在便椅上，完全沒注意到我們其中一人可能會聞到味道或覺得尷尬。我看著鏡子——整個屋裡都是鏡子，走廊有一面全身鏡，臥房的衣櫃有兩面，客廳有一面橫的鏡子——我想看他指的是什麼。他也看著鏡子的自己，端詳自己的臉，用晃動的手把頭髮順到後腦。沒錯，我的頭髮還是濕的。「我騎腳踏車去搭地鐵。」我說：「遇到傾盆大雨。」

他拿起我們的筆記本，緩慢地寫下：「我有一個兒子騎腳踏車出車禍死了。在橋下。他指著窗外，一條街外越過曼哈頓邊緣的橋。」「他四十一歲。」

「真遺憾。太年輕了。我四十一歲。」

妳看起來沒那麼老。他寫著，我受寵若驚。

「一九三六年一月十五日出生。」

「所以你……」我停下來計算。「七十四歲？」

他點頭。

「你看起來沒那麼老。」我回應他的讚美。他的眼睛發亮，他又看了一次鏡子，把長長的灰髮順到後腦。他指著床對面的牆，是他父親的照片。「我不想住院。我父親住院。他死的時候九十七歲。」我心算了一下，還有二十三年。

我幫寇提茲先生從便椅上站起來，他要了助步器，帶我走向走廊一扇總是關上的門。裡頭的牆壁紅色漆得不均勻，天花板有些油漆噴濺的痕跡。有個床墊靠在左邊的牆壁，有幾件男性的衣服整齊摺好，疊在床上。不是寇提茲先生的衣服。窗戶的一邊有一對小雙截棍掛在沒有窗簾的窗簾桿上，另一邊則掛了一個彈簧玩具。

寇提茲先生拖著蹣跚的腳步走到高的五斗櫃旁，櫃子上頭和天花板間放了一台手提式音響。音響的螢幕閃爍彩色的光，他按下播放鍵，螢幕顯示一連串彩色的圖案，接著閃爍「再見」。他從架上拿起一個塑膠相框，上面是一個和我年紀相仿的男人，面帶笑容，牽著一個四歲的女孩，女孩繫著辮子。

「那是你兒子？」我問寇提茲先生。他緊握拳頭敲打胸口。

衣櫃底下排了一排鞋子——運動鞋、靴子、皮鞋。架上有一台電視和ＤＶＤ播放機、幾瓶健身的人吃的營養品、一個時鐘、一些飾品和書——亞里斯多德、代數、商用數學。現在我懂了。三年來，這個房間，他兒子強尼的房間，一直保持這樣，眼睛所見的都沒變過。寇提茲先生再度按了手提音響的按鍵，再見，接著打開五斗櫃最上層的抽屜。

裡面的東西又多又亂，有點像廚房的雜物抽屜，但寇提茲先生愛憐地翻閱每樣東西，皺巴巴的票根、裝滿保險套（路邊發的，彩色包裝那種）的小行李箱，強尼和朋友、女人的照片。寇提茲先生伸出顫抖的手到抽屜左後方的角落，從一個鐵罐拿出一封摺起來的信。我心想，去世的人無隱私可言。再見。那封信寫在一張黃色橫線的紙，摺得像張高中生的筆記。寇提茲先生遞給我。

「你要我唸這個嗎？」我問，但心中有點疑慮，因為我在偷窺一個死人的物品。他點頭，於是我開始唸。我發現這是一個朋友寫給強尼的信，信從監獄寄出來。我大聲唸，想把侵犯隱私的罪惡感分給寇提茲先生。我在廢棄、沒有變過的房間，唸著信裡寫的日常對話，聲音聽來傻里傻氣。

「嘿，兄弟，最近幹嘛？」路易斯告訴強尼低調一點，不要被退學。他們還不知道，強尼會拿到副學士學位。路易斯寫著，健身很好，又健康又能練肌肉，但畢業證書更好。「注意一點，」他寫著，因為假釋期間任何違規都會直接把他送回監獄。路易斯像個專家，列出強尼若違反哪些法律，分別會判幾年。然後他叫強尼多寄一些照片。但不要寄拍立得相片，監獄不收（那很容易拿來藏毒品）。「在這裡晚上很寂寞，」他寫道。「多寄一些辣妹的照片，讓我的腦袋有事可忙。」我把信摺好，還給寇提茲先生，我還是不清楚為什麼他要我唸這封信。他把信塞進紙堆、保險套和照片的深處，像埋下種子一樣。沒有機會發芽的種子。他關上抽屜，又按了一下手提音響的按鍵。「再見。」

我走在寇提茲先生家外面的街道，樹上的葉子已經開始轉為秋天的顏色。我終於找到那把四弦琴專用的弦。我到他家的時候，他躺在床上。藍色的條紋睡衣歪斜，胸前的口袋插著一疊紙巾。我在他面前彎下腰，對著他的眼睛，用一隻手摸摸他的臉頰。這已經變成我們兩人的習慣。

「哈囉，寇先生。」我笑著說。他舉起顫抖不已的手，碰著我的臉頰，回應我。他已經無法自主闔上嘴巴，他的下巴垂下，沾滿唾液。我從背後伸出另一隻手，拿出琴弦。他高興地拍手，指著衣櫃旁邊的樂器箱。我拿出四弦吉他，把捲成一圈的琴弦交給他。他把捲起來的琴弦纏在兩隻食指上，拉成長長的一條線。只有一個動作，既流暢又迅速，我大吃一驚。隔了一週，寇提茲先生死了，就在星期六晚上彌撒之前兩個鐘頭。

我認識伊芙琳・李文斯頓已經四年。每個星期五晚上，我都會走進位於中央公園西、裝潢華美的大樓。守衛和我友善地互相問候；接待台後方的男人直接遞給我白色的電梯通行卡，不會問我要去哪裡。我已經養成習慣，看看桌上擺設的鮮花和大廳排場盛大的海神花。冬天他們會擺上綠色植物，春天則換成百合與蔥屬植物。最近，伊芙琳常待在起居室的白色沙發床。那張沙發床又長又寬，是件大型家具，上面擺滿雜誌和醫學期刊，一件酒紅色的背心為天冷而預備，一個臉盆為她突發的嘔吐而預備，還有各種尺寸的枕頭維持舒適的姿勢——雖然總是持續不久。她以前會使用助步器，晚上緩慢地走到浴室，再走到臥房睡覺，但現在都睡在沙發床上。角落放著一個類似寇提茲先生那種可移動的便椅，覆蓋著高雅的蠟染布。她已經好幾個月沒離開起居室。我把手洗乾淨——居家的病患無法對抗從地鐵帶來的細菌。我以前會走進房裡，在她乾如紙張的臉頰親一下，但現在也擔心我帶來的細菌，所以改為摸摸她的膝蓋；我告訴她這代表祝福我們好運。

每年有一百五十萬個病人接受安寧療護後過世，約相當於愛達荷州總人口。雖然這項服務是針對餘命六個月或更少的病患，卻有三分之一入院僅僅七天就出院或過世。寇提茲先生在安寧療護機構待了三個半月，可能是因為幾年前（或十幾年來）家人就認為他活不久了。伊芙琳則是特例。四年的安寧療護期間，對患者而言等於是永恆。每隔幾個月醫生就會來看她，接著寫信給聯邦政府，向他們保證，是的，伊芙琳快死了，只是走得比較慢而已。

安寧療護管理師告訴我，伊芙琳以前是醫生，而且想寫下自己的回憶錄。從她家所在的位置，以及她希望照護者有寫作能力，我知道和伊芙琳的相處過程會不同於跟馬修和寇提茲先生的經驗。階級和財力往往決定一個人怎麼死去，獲得的醫療照護、關注與安適程度都不同。身為醫生，伊芙琳知道臨終的模樣，以及在最後的日子如何感到安適。如果善終是可能的，她會教我那是怎麼一回事。

從事安寧療護志工之後，我才知道，要解答我心中的問題——美國人如何死去，我必須走出志工的圈子，深入瞭解一些爭議，而或許最終會發現自己問錯了問題。有些社會運動者認為當前的安寧療護還不夠理想，有些認為做過頭了。有些生物倫理學家則鑽研「知情同意」、「自主權」等廣泛的概念。我需要和專長臨終相關法律的律師談話，也需要接觸無法回家的病患和家屬，他們受困在善終與痛苦之間的艱困地帶。對某些人而言，他們最後的日子就這麼不上不下，漫長且難以承受。

第三章　無價的日子

沒有居家病人的時候，我會到曼哈頓下東區一家醫院四樓的安寧病房服務。安寧病房和產婦病房在同一樓。搭電梯的時候，我常看見興高采烈的媽媽、奶奶、阿姨對著樓層標示指指點點——四樓：安寧病房、產婦病房——然後大呼：「怪怪的，把寶寶放在快死的人旁邊。」但我想，生命是個循環，而四樓就是起點和終點恰好相會的地方。如果我不能擔任探視居家病人的志工，只能在醫院的安寧病房，應該早就萌生去意了。我不喜歡醫院忙碌的步調、日光燈和公共場所油漆的顏色，還有每間房間單調的藍色窗簾。病人待的時間往往很短，根本就不可能真正認識他們；我很少訪視病人超過一次。我隔週再訪之前，他們就失去意識或辭世了。

病人待的時間很短，有時是因為突發的狀況：中風、摔跤、心肌梗塞。但更常見的情況是，病人在醫院其他病房無法戰勝疾病，只好送來這裡。他們所接受的療程無法使自己逃離死亡的命運。以年輕的病患來說，我們當然可以理解這場戰鬥的意義。他們身體強壯，能夠忍受痛苦的治療，轟轟烈烈與死神拼搏，為自己多掙得幾年。但年長的病人就極為吃力，例如化療，不僅傷害腎臟，還會造成噁心、嘔吐、憂鬱、口腔潰瘍、肌肉酸痛、「腦霧」（brain fog，譯注：大腦接收、運用訊息的能力低落）等症狀，也會耗損心臟功能。對患有重病、失去復原能力的老年人來說，化療會讓生活不堪負荷，將最後的日子變成痛苦的忍耐。當醫生終於承認病人活不下去的時候，病人便被轉到樓下的安寧病房，任其逐漸凋零，最後的日子圍繞著機器、陌生人、藥物和千篇一律的裝潢。

我擔任志工的醫院是猶太人的醫院，一層樓有十八個房間；「十八」的希伯來文是chai，意味生命。病房排列成L型，地板是灰色亞麻材質，護理站在兩側的病房之間。我一直不太清楚在那裡應該做什麼。我的值班時間通常是兩小時，每個小時都度日如年。我先從一側開始，四處走動，探頭進去每個房間看看誰在裡面。醫生明顯束手無策的時候，安寧病房就是病人的去處，加護病房還可因此讓給其他患者。有時病人的家屬會來，有時傳出哭泣、寒暄或電視節目微弱的聲音。這裡的病人各個有不同的需求，也懼怕不同的事情，但都非常安靜——如果他們意識尚在的話。巡視時如果靠近裝著呼吸器的病人，很容易就聽到聲響：打氣和洩氣的聲音迴盪在整條走廊。

呼吸器的聲音聽了令人難受，看到病人接著呼吸器也很不舒服。每當機器強迫空氣進入他們的肺臟，他們就會被「打擾」，身體不停在床上搖動。通常他們的嘴巴塞著呼吸管，也就無法和其他人溝通，如果已經失去意識，便很難判斷他們是否有感。安寧療護過程中，我們常常互相提醒，也提醒家屬，聽覺是最後消失的，因此在病人身旁說話要注意。根據安寧療護的原則，志工要多和無意識的病人說話，愉快的對話可以減輕他們寂寞的感受，但我懷疑安寧病房許多病人根本聽不見我談論天氣。

秋季某一天，我走進一個呼吸器作響的房間，有個戴著識別證的陌生人，還有個崩潰的女人，一下子雙手環抱著我。她的丈夫傑克躺在她身後的床上。病態性肥胖的身體塞滿整張床，左右兩邊的扶手抵著他的腰邊，壓出一條條直線。每次呼吸器打氣進入他的肺臟，他的臉、脖子、手臂粗糙的皮膚便隨之震動。傑克五十多歲，突然心肌梗塞。「我該怎麼辦。」她的妻子艾美聲音充滿懇求。「他不能吃東西。」她哭了。傑克的嘴巴塞滿呼吸管和膠帶。膠帶完全覆蓋他鬆弛的臉頰，邊緣捲了起來也黏上髒汙。他的雙眼緊閉、凹陷，明顯可見黑眼圈。每次呼吸器打氣，床就震動，而艾美無法移開視線，每次打氣似乎都加深她的焦慮。她希望工作人員幫他裝上鼻胃管。他們行動不便的女兒大約十六歲，坐在床邊的電動輪椅上，面無表情，彷彿處在震驚之中，手上還握著半包小熊軟糖。艾美對她丈夫的情況、他的未來、他們一家人的未來，顯然和院方的認知不同。她還抱著希望，祈求他復原。

然而我們在安寧病房的八號房。誰知道傑克倒下並停止呼吸的那一刻，大腦受到什麼損傷，或者緊急救護員趕到現場幫他恢復心跳、手動把氧氣送進肺臟、維持龐大身軀的功能之前，他的大腦已經缺氧多久。艾美以為進食象徵希望，讓傑克吃下東西會讓她覺得自己有所作為，可以除去她的無助感，覺得他們可以回到從前的生活。她冷靜下來之後，在我耳邊小聲地說：「他們想撤掉這個機器。」彷彿說出這句話等於背叛傑克。她很害怕，如果撤掉呼吸器，傑克就會死掉。但她也很害怕，不撤掉會怎樣。一個隱約的答案、一片茫然折磨著她。他會繼續這樣活下去嗎？若是可以，又是多久？

歷代都有人提出勸戒，不宜對患者過度治療。加州大學聖地牙哥分校的醫學教授施奈德曼（Lawrence J. Schneiderman）在著作《擁抱死亡》（*Embracing Our Mortality*）中提到希波克拉底的警告：「凡病入膏肓、已無可得的治療方法，醫生就不得期待藥物能夠克服疾病……意圖行使無效治療，即是與瘋狂為伍、展現自己的無知。」「無效」（futility）意味杆然、無結果、無用，終究帶來極度的失望。無效治療就是無法拯救生命的醫療手段。根據希波克拉底本人與弟子整理的文獻（約為公元前四五〇至三五〇年），治療無法被治癒的病人是「瘋狂」的行為。施奈德曼也提到柏拉圖《理想國》裡的良醫：「對於長期的內科病患，傳奇的醫神阿斯克勒庇厄斯（Asclepius）就不會開立處方，那只是延長他們痛苦的生命……受到疾病纏身也無法工作的生命不值得存活。」

一九六〇與一九七〇年間，科學家陸續發明各種延長生命的方式，人類反而越來越難避免過度治療或延長病人痛苦。彼徹姆（Tom L. Beauchamp）與查德里斯（James F. Childress）在著作《生物醫學倫理原理》（*Principles of Biomedical*

Ethics）中，定義無效治療為「表面上有治療的義務，但其實各種條件都不成立」。該書於一九七七年出版，是醫學領域的重大里程碑，在科技競逐發展的年代，首度有人嘗試建立醫學倫理。他們寫道：「基本上，所謂『無效治療』的意思是，對於無法挽回之瀕死病患，我們給予進一步的治療，但這對他們的生理情況毫無助益，也無法帶來任何希望，因此是非必要的行為。」無效照護的概念應該不難理解，數世紀以來沒什麼改變，包括無法（或不再能）治療致死疾病的手術、藥物等醫療手段。但什麼照護是無效的，往往很難決定，要取決於許多因素。

其中一個因素是我們對死亡的恐懼，除了身體的疼痛，相關的一切都讓人害怕，例如拋下親愛的人、失去對身體的控制、自己所知的世界將消失。無論你信仰有多堅強，死亡跟所有神秘的事物一樣令人害怕，即使你相信人生有希望、相信有天堂，相信死後有更好的境遇。我很少遇到瀕死卻不懷疑死亡意義的人，無論是基督徒、無神論者或其他信仰的人。（我遇上的安寧療護病患，身體總是不舒服、非常痛苦，幾乎每個都說想死。）對於死亡的懷疑與害怕非常普遍，也很正常，數十年來的科學發展更助長這種念頭，科學家給我們希望，承諾可以「治癒」老年、緩和死亡。我們生活的這個年代，死亡並不真實，那是發生在別人身上的事情，於是我們騙自己，死亡是可以避免的。癌症、阿茲海默症、腎臟疾病找上之前，我們就會找到解藥。人的壽命的確延長了，我們因此上當，以為可以閃躲死亡，長生不死，甚至有時我們很少想到死亡。

我們要小心自己許下的願望。羅馬詩人奧維德寫道，想要長生不死的人遇上的危險可多了。女先知希比爾（Sybil）向阿波羅要求長生，阿波羅答應了，但她忘了要求不老。年復一年，希比爾越來越老，身形萎縮，小到故鄉庫邁（Cumae）的人把她裝進一個籃子，掛在鄉鎮的廣場上，最後只剩下聲音。如果有人問：「希比爾，妳想要什麼？」她會回答：「我想要死。」律師與劇作家華勒斯（Jonathan Wallace）二〇〇九年的文章〈希比爾知道的事〉（What Sybil knew）歸納她想死的原因：「對於人類事物瞭解通透並感到絕望」，這一點令她不堪負荷。「她發現自己的衰老程度難以承受；身體持續地退化，對照眼前無止盡的時間，是非常恐怖的。」在安寧療護病房，我看見無數的希比爾，他們的眼神空洞，甚至連聲音都消失了。

傑克可能沒料到自己會心肌梗塞發作，他的妻子和女兒更沒想到。她們對於突發狀況不知所措，醫院人員也無法說服她們，鼻胃管和呼吸器其實救不回傑克。無論計畫有多完善，遇到細菌感染、疝氣、中風、摔跤等等緊急情況，我們都感到一陣慌亂來襲，焦慮地懷抱希望。對病患和家屬來說，每一個新的醫學進展都會變成一種決定，並帶來無法預期的挑戰。

巴特勒在回憶錄《偽善的醫療》（*Knocking on Heaven's Door*）中，描寫年逾八十的父親失智、肢體無力，病情每況愈下，她卻無法關掉他的心律調節器。她也提到，希望，就連沒有根據的，也會干擾醫療決定。當前的醫療是以治療而非照護為目的，她的著作詳實記錄著，如果病患拒絕這種醫療，需要面臨什麼挑戰。她的父親中風之後，在復健的過程中發生疝氣。醫院告知，儘管年事已高又患有重疾，父親仍必須安裝心律調節器才能進行疝氣手術。巴特勒寫道：「我的父母考慮的不只是心律調節器。他們在想，要承受多少痛苦，才能換得人世間多幾年的相處。而且他們不知道答案。」每日的照護加上漫長的過程，終究吞噬這個家庭。

身為家人，我們總是得維護病人的醫療權利，決定他們的照護環境，我們怎麼可能不想要多一點時間？哲學家馬丁（Adrienne M. Martin）在著作《我們如何希望》（*How We Hope*）寫道：「希望某種結果出現，就是把自己的態度都投注在這個結果，接著化為各種感覺與行動的理由，『融入』追求目標的理性計畫中。」我們將希望化為計畫，並藉由希望想像未來。希望能趕走恐懼與悲傷，並幫助我們採取行動。希望能讓我們面對危機，甚至強迫我們採取立即的行動，但它會也蒙蔽我們對未來現實的認知。

生物醫學倫理專家莫曼（Margaret E. Mohrmann）醫師在《論道德醫學》（*On Moral Medicine*）中有一篇文章為〈神總是有辦法〉（God Will Find a Way）。文章中，她描述希望的力量以及它如何衝撞醫學。莫曼服務的兒科加護病房有個孩子被診斷出致命的神經退化疾病。莫曼告訴我們，傑梅是個「不凡」的孩子，他和姊姊相差二十歲，父母亟欲救他，於是帶他到美國國家衛生研究院（National Institutes of Health）尋求其他意見。傑梅在研究院的時候停止呼吸，家人之前沒有決定怎麼照護他，所以研究院的醫生進行插管急救，管子從他的嘴巴插進氣管，再接上呼吸器。不久之後，這對父母想把孩子轉回莫曼工作的地區醫院，不僅離家近，又有親友與教友陪伴。

然而，莫曼兒科加護病房的員工不希望這個孩子和他的家人回來。大家還沒忘記不久前的個案。有個男孩奄奄一息，父母聽從律師的建議，不管孩子健康惡化、死亡迫近，拒絕撤除維生機器。「醫院員工在權力面前感到非常無助。他們什麼都顧到了，法律、經濟、個人主義、醫學教育、科學等等許多面向，除了孩子和工作人員的福祉。」加護病房的員工惶惶不安，又有一個得經歷漫長死亡過程的孩子要進來了。

莫曼發現，傑梅的父母不僅希望孩子活下來，也在等待神為他們下決定。他們認為，儘管孩子緩慢地邁向死亡，卻不感到疼痛。他們給上帝治療的機會，時間恰好就是看似治療無望的時候。莫曼寫道：「在這場重大事件之後，那個孩子是否還在，他們接下來的人生、生活品質會如何，都和我在這場危機如何與他們合作有關。」於是她問那對父母，他們認為上帝會如何處理？嚴重的感染？心臟衰竭？他們告訴她，會將這些視為上帝準備帶走傑曼的表示。「對傑梅的父母而言，最重要的是，將來他們能夠記得，在生死奮鬥之際，自己對傑梅和上帝仍然深具信心。他們認為自己應當如此堅定。」幾天之後，傑梅死於心臟衰竭。

傑梅的故事顯示出，無效治療的定義是什麼，我們並沒有共識。只要一考量病患身邊每個人的需求，醫療的效益就要擴大到家庭、社區和醫護人員。然而，莫曼能夠擴張無效醫療的定義，只因傑梅還小（在他身上做各種嘗試是合理的），還有他不感覺疼痛。

要是我們把疼痛和苦難一併納入無效醫療的花費呢？考慮疼痛的代價，那我們又要如何追求每個人的善終呢，目標會改變嗎？我們遇到新的數學題，不僅要考慮臨終照護的金錢花費，還要考慮體力與精神的損失。更嚴重的是，我們不只把珍貴的醫療資源用來折磨瀕死病人的病人，還因此損害非瀕死的病人的利益，後者的生命是有機會獲得改善與拯救的。就許多方面來看，迫使瀕死病人接受無效的檢查與治療、避談沉重的話題、無視疼痛的代價，就等於否決其他人的生存機會，剝奪他們的資源。

二〇一三年，記者麗莎・克里格（Lisa M. Krieger）在《聖荷西水星報》（*San Jose Mercury News*）以特稿寫出她父親過世的故事。克里格記錄父親去世前十天的花費，總共是三十二萬三千六百五十八美元。肯尼斯・克里格八十八歲，曾經是工程師，患有失智症，同時因細菌感染引發敗血症。他做了一切他以為臨終必要的安排：簽署「不施行心肺復甦術」以及「希望自然死亡」的法律聲明。

但某個星期六，父親的狀況惡化——「全身發抖，脫水，胡言亂語」——緊張之下，麗莎火速將他送往附近醫院的急診室。醫師開始長達十天的檢查，包括照X光檢查，讓他服用藥物，但這些事都讓她父親很困惑，醫院的環境更令他難過。當時她沒有考量到花費，有可能想那些嗎？眼睜睜看著父親疼痛、神智不清，麗莎帶父親到加護病房、簽名同意一系列的檢查之後，她問自己：「一個八十八歲、孱弱、心律不整、失智的人，撐得過嗎？如果他活了下來，又會變成怎樣？」工作人員建議她讓父親接受手術。「所有專科醫生離開後，我打起精神，攔住主治醫師：請你告訴我，接下來會怎麼樣。」主治醫生的評估並不樂觀，麗莎最終沒有接受手術建議。她寫道：「取得世界級的治療很容易，拒絕反而比較困難。」

我們全體不惜一切代價避免死亡。我們全都是共犯，促成五十年來社會的痛苦與龐大花費。無效醫療像一個漏斗，把資源從需要的人身上取走。根據美國疾病控制與預防中心（Centers for Disease Control and Prevention），美國十大死因依序為：心臟疾病、癌症、肺臟疾病、中風、意外（非故意傷害）、阿茲海默症、糖尿病、腎臟疾病、流感與肺炎、自殺。由於美國人口平均年齡快速上升，越來越多健康照護資源用於控制老年慢性疾病。二〇〇九年，六十五歲以上的人口是三千九百六十萬；到二〇三〇年，將會增加一倍，到七千兩百一十萬人。摒除自殺與意外，死亡成為漫長的過程，包含一連串的醫療手段、藥物療程和實驗，雖然我們不清楚那是在消滅或延長疾病。由於兒童死亡率下降、手術感染改善與疾病治癒率提高，現在的美國人壽命大概是十九世紀初的三倍，但多出來的幾年卻不是我們想要的黃金退休人生。

這些數字的提升就金融上來看是龐大的經濟災難：二〇一〇年，美國人花費二．六兆美元於健康照護，佔GDP百分之十七以上，是一〇〇〇年的兩倍。不過，全部支出有一半花在僅百分之五的人，約三分之一的醫療費用都花在病患的最後一年。

我們很難不去思考，花在肯尼斯．克里格身上的三十二萬三千六百五十八美元，可以用在那些別的地方：它至少是兩百五十人一年的醫療花費（平價醫療法〔Affordable Health Care Act〕通過後，每個人每個月可得到一百美元的健康保險補助）。此外，那些錢也可以在紐約非營利醫院的加護病房住一百七十天（一天平均以一千九百零六美元計）；讓三十二個寶寶出生（以在紐約自然產並且沒有併發症，一個孩子一萬美元計）。黑斯廷斯中心（The Hastings Center，譯注：創立於一九六九年，美國第一所生物倫理研究中心）的卡拉漢（Daniel Callahan）告訴莉莎：「我們必須瞭解，這場抗老戰爭不能無止境延續下去。」

我們對死亡的恐懼阻礙我們正視死亡，阻礙我們討論無效醫療對家屬和病患造成的痛苦，無法考慮把錢花於更有益的用途。數十年來，醫學倫理專家與律師持續爭辯過度醫療的問題。有個案例奠定里程碑，增進大眾對於臨終痛苦與無效治療的認知。一九八三年，住在密蘇里州的南希・克魯贊（Nancy Cruzan）下班回家時，在離家不遠的地方發生意外。她飛出自己的車外，緊急救護員趕到時，她面部朝下，掉在滿水的水溝裡。緊急救護員施以急救後將她送往醫院。當時她二十五歲，健康狀況良好。醫護人員恢復她的心臟和肺臟功能，但是住院三週後，醫生判定她處於持續植物狀態（persistent vegetative state），根據美國神經疾病與中風研究院（National Institute of Neurological Disorders and Stroke），即為「深度的無意識狀態」。她的雙親抱著她會痊癒的希望，幾週後，由於她無意識也無法進食，克魯贊夫婦簽名同意插入鼻胃管，先從鼻子進入，再經切口進入胃。「我們看都沒看，他們說得做，我們就簽名同意了。」南希的爸爸說。

四年後，克魯贊夫婦認定，南希不會醒來，她已經不在她的身體裡了，猜想她也不會想要靠著人工手段活下去。他們請教過牧師。當南希的父親提到移除鼻胃管時，醫院的人告訴他，要有法院的命令才行。他又問，如果他們帶南希回家，在家裡移除呢？得到的答案是他們會被以謀殺罪起訴。隨之而來的是多年的纏訟。美國公共電視台《前線》（*Frontline*）派出報導團隊，拍攝在病房的南希和她的家人，美國大眾首次在螢幕前目睹南希經歷的痛苦。一九九〇年六月，密蘇里州最高法院做出判決，克魯贊夫婦可以移除他們女兒的鼻胃管，但本案仍可上訴。密蘇里州最高法院在第二次判決時不允許父母移除鼻胃管，之後，本案上訴到美國最高法院。克魯贊夫婦的律師、《拔掉插頭》一書的作者科爾比，收錄數十則法律顧問或「法庭之友」（friends of the court，譯注：美國法律制度中，針對案件提供意見書的外界人士，例如法學教授、公益團體、公司等）對本案提供的正反說明。最主要的兩則反對意見，其一來自美國天主教主教會議（United States Conference of Catholic Bishops），他們主張鼻胃管是舒適的照護，也是必要的；另一則來自美國聯邦總律師（solicitor general）史達（Kenneth Starr）。本案獲得極高的關注。抗議群眾分為兩派，一方支持克魯贊夫婦，宣揚「死亡權」的重要；另一派則是護生團體，認為移除鼻胃管是使人飢餓、不道德的作為。他們紛紛聚集在法院與南希的醫院外面表達立場。

反對墮胎的社運人士佛爾曼（Reverend Joseph Foreman）告訴當時的《紐約時報》的記者勒溫（Tamar Lewin）：「照顧無法自理的女人，家人非常辛苦，這一點我很同情，但讓女兒餓死來解決問題，我絕不認同。無論她情況多麼糟，明明都還有那麼多無私的人願意提供幫助。」佛爾曼還說：「在密蘇里，就連一條狗也不該合法被餓死。」

佛爾曼用「狗」來比喻相當荒謬，但對他的盟友來說極具說服力，認為讓一個年輕的女人「挨餓」是不人道的。依他的主張來看，他沒有考慮醫師對於南希病情的分析，甚至阻撓大眾去討論或深入思考，當越來越多人依賴人為方式維持生命，國家將面臨什麼挑戰？不過，他把這個案子導向自己想要的方向，使他的立場越來越有說服力。他懷疑克魯贊夫婦對女兒的愛和奉獻，認為他們的決定是自私的，甚至是邪惡的。佛爾曼等人認為，拔管等同殺人，克魯贊夫婦想那麼做，證明自己沒有資格為女兒做醫療決定。佛爾曼一派用克魯贊的案例作為自己立場的聲明，強硬又沒有討論空間，之後美國的文化衝突都有類似的極端人士。

法院做出史無前例的判決，認定病人有決定醫療手段的自主權，得以撤除維持生命的機器，即使此舉將導致死亡。克魯贊夫婦成功向法院證明，他們有「清楚且有力」的證據，足以顯示南希不會想要以目前的情況繼續「活著」。陪審團終於瞭解，隨著醫學科技的進步，生命與死亡因此有了不同的形態。南希拔管十二天後離世。此後，當我們在思考，在無效的醫療下，病人延長生命重要、還是不要再讓他所承受痛苦與折磨，絕對都會想起南希的案例。

猶太教與基督教共有的傳統中，痛苦與原罪在亞當和夏娃被驅逐出伊甸園就開始了。痛苦代表罪過。痛苦是犯罪行為的懲罰，令我們更靠近神。賽恩斯特羅姆（Melanie Thernstrom）在著作《痛苦之書》（*The Pain Chronicles*）中寫道：「從前許多人認為人能夠、必須或應該忍受苦難——至今仍是。」苦難讓我們成為更好的人。賽恩斯特羅姆告訴我們，十九世紀中期，美國牙醫協會理事長譴責拔牙用麻藥的人，他說：「我反對那些撒旦的使者，不讓人們經歷神要人經歷的過程。」緩解生產疼痛也受到爭議：神要女人在生產過程中受苦。即使進入二十世紀的現代醫學，仍可見到早期觀念的遺跡。賽恩斯特羅姆寫道：「疼痛的療法很簡單：治療疾病或傷口，痛就讓它痛吧。」醫藥的目的在於治療疾病，而非減緩疼痛。

疼痛不一定能帶來救贖，但一定是不可避免的，這樣的觀念在生命末期特別普遍。在如今的醫療文化下，焦點都放在治療疾病，巴特勒在《偽善的醫療》裡稱之為「希望的暴君」。我們一股腦對病人「嘗試所有辦法」，再來一回化療、再來一回實驗藥物，卻不顧病人的苦痛，不考慮他們的不適或復原的困難。我們認為，生命不管多煎熬、多老、多行動不便，都好過死掉。無效的治療，就算無效，也是必須的。法國社會學家涂爾幹告訴我們痛苦本身「沒什麼好欲求的」，但它又是「生理的基本功能」。疼痛是生理問題的指標，功能是警告我們身體出了毛病。然而，生理的疼痛絕對不只是身體的，也是精神的，或用安寧療護的措辭來說，是「存在的」。當我們面對自己的存在時，必然會發現痛苦——不只是身體，也包括失去摯愛、喪親、失業、負債、悔恨，以及懼怕無常的死亡。一旦我們長期疏忽痛苦，便會導致憂鬱、破壞人際關係、喪失安全感，並改變我們看待世界的方式。情緒的痛苦會造成身體的反應：失戀的時候，我們會說我們「心碎了」；遇人不淑，我們會說自己「瞎了眼」；悲傷的時候，我們會「失魂落魄」。疼痛把我們帶離日常生活，送到一個我們從前未知的新世界：孤立。

我們知道自己的痛存在，卻常常無法相信或接受別人的痛。史卡利（Elaine Scarry）在著作《疼痛的身體》（*The Body in Pain*）寫道：「疼痛是最確定的感覺、最鮮明的念頭。然而『他人的』疼痛卻非常難以捉摸，總是令人懷疑是否存在。」她告訴我們，那是因為感覺痛的時候，往往沒有表達痛的能力。疼痛令人無法說話，令人回到「人類還沒學會語言前的哭叫」。

在全美的醫院裡，護士通常會在脖子戴上有好幾個表情的標牌，從「〇，不痛」到「十，痛到極點」。「〇」的臉在笑，眉間舒展，眉毛愉快地彎曲飛舞。「十」的臉表情沉重，眉頭深鎖，半開著眼睛，還滴下三滴眼淚。兒科護士唐娜・王（Donna Wong）和兒童健康師（child life specialist，譯注：美國兒科健康照護專業人員，協助兒童與家庭就醫或身心障礙協助）柯妮・貝克（Connie Baker）在治療兒童患者的疼痛時，遭遇諸多挑戰——孩子很難用語言描述他們的感覺，於是兩人在一九八〇年間發明了這個量表。但我第一次見到這個量表是在安寧療護病房，那裡的病人是缺少必要字彙的成人。加拿大麥吉爾大學（McGill University）的心理學家梅爾扎克（Ronald Melzak）和同事托格森（W. S. Torgerson）也於一九七一年發明麥吉爾疼痛問卷表（McGill Pain Questionnaire），裡頭有「撕裂」、「刀刺」、「挨揍」等狀態描述，一共二十行，每一行二到六個字。這個問卷目的在幫助病人找到形容他們感受的字詞。史卡利寫道：「患者一定要先以口語表達狀態，醫師才能合力減輕疼痛。」麥吉爾疼痛問卷表與史卡利的著作問世超過四十年，全美安寧療護也興起一段時日，但我們還是很難肯定「合力減輕疼痛」方便進步了多少。在醫學內外人士的努力下，解決病人疼痛的措施之一，就是將醫療決定權交到病人手上。

醫療自主概念已存在數十年，據此，病人有權決定要或不要接受治療。倫理學家認為這個觀念第一次出現在一八九一年，有個在火車臥鋪受傷的女人拒絕醫學檢查。在聯合太平洋鐵路公司訴博茨福德（Union Pacific Railroad v. Botsford）一案中，法官裁定那位女士克拉拉・博茨福德（Clara L. Botsford）得因隱私之由拒絕檢查。密蘇里法院在裁決克魯贊的案件時，亦引用聯合太平洋鐵路公司的判例。美國最高法院於一九七三年承認，墮胎權受到憲法隱私權保障，密蘇里法院裁定個人的醫療隱私亦同。心肺復甦術、呼吸器和鼻胃管等醫療技術已經改變了社會、法院和克魯贊一家對死亡的理解。死亡不再是致命的傷害、疾病、老化之後的自然過程。由於醫學進步，病人與家屬反而需要考慮為了多活幾天而付出的情緒與體力代價。

然而，「疼痛是自然的，死亡可以延遲」，這樣的意識型態仍存在健康照護的經濟結構中。巴特勒在《偽善的醫療》寫道：「在這個系統下，我們不鼓勵『拒絕』，甚至連『考慮一下』都不行。」醫生不跟病人談生理和情緒的痛苦，只提無法治癒的治療方法，那只會增加病人、家屬、照顧者的折磨。「希望的暴君」也就成了利潤的暴君。

過去五十年來，隨著醫學進步，類似克魯贊這樣引發全國辯論的案例越來越多，相關的社會運動也逐漸浮出檯面，試圖終止不斷的過度治療與臨終前不停息的苦難。有些人說，推動立法、讓相關單位能協助死亡，病人才有權決定醫療手段，加快臨終的腳步，省去不必要的痛苦和折磨，包括失去身體、心智和一切事物的傷痛。發起者稱此為「有尊嚴的死亡」（Death with Dignity），不管你生命僅剩六個月甚至更少，都應有法律權利，向醫生取得致命藥物的處方。此舉涉及的政治層面非常複雜，牽涉到個人選擇概念，目的是給予因疼痛而無法發聲的病人表達的權利，逐漸獲得全國民眾支持。支持尊嚴死的人相信，沒有什麼比情緒與身體的疼痛更令人難受，死去還好一點。

第四章　雙重效應

「您為什麼來蒙大拿？」租車櫃臺的服務人員看了我的紐約駕照後問。我等著他正眼看我，但他沒有。他是個年輕人，大約二十五歲，皮膚白皙，鬈髮如玉米鬚，眼珠是淺棕色。

「協助自殺。」我淡淡地回答。「我聽說現在在蒙大拿合法。」他嘴角友善地上揚，點點頭。接著，把我的話聽進去後，他停下手邊的動作，眼睛移開電腦螢幕，直盯著我。

「我在寫相關的著作。」我聳肩。租車公司信得過作家，但大概不信任想自殺的人。

「我在護理學校就讀。」他說：「沒聽說這件事。他們讓你合法殺死自己？」我引起他的注意了。

「嗯，已經有兩個州合法。蒙大拿是第三個。」

他繞過櫃臺，遞給我幾張租賃文件，然後提起我的行李箱。他帶我走到停車處，問了我更多問題。「協助自殺」——這個詞讓他有負面的感覺，更令他驚訝的是，居然在蒙大拿是合法的。我進一步解釋法律所允許的情況，他點頭贊成。當時是十二月中的清晨，地上鋪著一層薄薄的雪。我昨晚就抵達比林斯（Billings），住在機場附近一家簡陋的汽車旅館。感覺糟透了，我在離開紐約的前幾天得了重感冒，但是機票、租車、訪談都安排好了。我打起精神，帶了一堆感冒藥，希望一切順利。清晨的空氣、冰雪、好奇的租車公司員工，樣樣都讓我精神為之一振。我在紐約待太久了，也都沒休息。雖然感冒令人昏沉，眼前全新的景色既寬廣又遼闊，令人心曠神怡。我謝過幫我拉行李的年輕人，坐進小車，開始前往米蘇拉（Missoula）五個小時的車程。我原本可以搭飛機到米蘇拉，但是開車讓我覺得興奮，也給我時間思考訪談的問題。太陽才剛升起，我開上九十號公路往西。前方車輛迎著陽光，影子拉得很長。晨曦照耀，蒙大拿的草原閃爍金色與紅色的光芒。我轉到一個播放鄉村老歌與失戀情歌的地方電台，偶爾穿插雜貨店的廣告。我繞過貨車的左邊，司機舉起兩隻手指向我致意。紅尾老鷹坐在破舊的柵欄上看著車輛經過；遠望草原，牛隻就像絨布上的豹紋斑點。我想起薇拉・凱瑟（Willa Cather）在《我的安東尼亞》（*My Ántonia*）裡頭描寫的西部草原：「空無一物，放眼都是大地。沒有鄉村，但所有鄉村的成分都在上面。」我又往嘴巴丟進一顆感冒藥，配著加油站的咖啡吞下。

幾乎就在我的飛機降落比林斯的兩年前，劉易斯與克拉克郡（Lewis and Clark County）的地方法官桃樂絲・麥卡特（Dorothy McCarter）裁決：「依照憲法保障的個人隱私權與人類尊嚴，病情嚴重到一定程度的末期病人確實有權利尊嚴地死去。」她的裁決在二〇〇八年十二月五日宣布，若我父親還活著，就是他六十四歲的生日。這個判例的緣由來自一個叫做羅伯特・巴克斯特（Robert Baxter）的男人，他和我父親一樣，診斷出癌症已經十年。麥卡特法官裁決後，州檢察總長立刻向蒙大拿最高法院上訴，於二〇〇九年九月開庭。吸引我注意的不只是這個案子，巴克斯特這個人也讓我感到很親切。他的相片貼在我書桌前，他穿著淺褐色帆布吊帶褲和藍色T恤，頭戴貨車司機的帽子，帽子上有個箭靶的圖案，並繡上白色的「蒙大拿」。他的眼神穿過帽子的陰影，頭髮和鬍子都白如雪。巴克斯特韓戰時期在海軍服役，之後定居在蒙大拿開貨櫃車。蒙大拿很適合他，他喜愛戶外活動，諸如露營、釣魚、打獵。六十六歲時他被診斷出淋巴球性白血病，是一種攻擊骨髓內白血球的癌細胞。巴克斯特做過好幾次化療，但白血病還是沒有痊癒。抱著戰勝病魔的希望過了十年，他明白自己已經盡了全力。他準備離世了。

我和馬克・康乃爾（Mark Connel）約在下午三點。他是律師，在米蘇拉執業，曾經代表巴克斯特。我搭上飛往蒙大拿的飛機前，在Youtube看過康乃爾在蒙大拿最高法院辯論的影片。影片中，法官吉姆・萊斯（Jim Rice）問康乃爾，我們有些重要的法律是用來保護公民，若協助死亡合法，那這些法律怎麼辦。康乃爾的聲音冷靜，接近油滑，自信但不至於咄咄逼人。影片中，他身穿深色西裝和領帶，典型小鎮律師的打扮。他回答：

蒙大拿的法律、重症末期蒙大拿人權利的相關法條，不斷、不斷地超越過去的邊界。我們談的不是一塊空白的畫布。根據蒙大拿的法律，醫生可在多種情況下協助死亡。這種事情每天都在我們的醫院發生。就是醫生走向病人和家屬，對他們說：「你很痛苦，我要停止你的痛苦。這裡有多的嗎啡可以幫你。」這是深思熟慮後的行為，但會產生雙重效應。法律原本就同意，在某些情況下我們可以增加用藥，劑量多到會加速死亡，因為醫生最重要的責任是減輕痛苦，州政府也認可這種行為。如您所知，我們要強調的是，這種情況和協助死亡沒有太大的不同，不過就差一小步。

「雙重效應。」一個動作，但有兩種結果。康乃爾所指的醫學原則是，只要醫生的意圖是減緩痛苦，就可以給病人藥物減少折磨，即使達到致死的程度。在《生物醫學倫理原理》中，彼徹姆與杳德里斯寫道：「這個原則牽涉到一個很重要的區別，就是行為者意圖的結果與可預知的結果。」這個原則可追溯到一二七四年去世的道明會修士暨神學家聖湯瑪斯．阿奎那。在他重要的學術著作《神學大全》中，他寫道：「單一的行為可能有兩種結果，一個是意圖的，另一個是偶然達成的。」阿奎那說，行為的本質並非取決於結果，而是「行為者」的意圖。他提供一個例子說明雙重效應。他說，我們遭受攻擊時保護自己，意圖是自我防衛，拯救自己的性命。如果意外殺了攻擊者，我們的自衛行為是可證成的，因為「行為者意圖拯救自己的生命」。雙重效應一直是天主教神學的道德原則，超過一個世紀，後來哲學與應用倫理學者也加以引用。隨著醫學進步，死亡過程愈趨複雜，明確的倫理原則成為必要，雙重效應終於也被彼徹姆與查德里斯在一九七七年奉為圭臬。但眾人對於此原則的正反看法始終沒有定論。有些人不如阿奎那（或天主教會一直以來）強調意圖，尤其當第二個結果是可預知的、意料中的，甚至那就是他們希望的結果。

米蘇拉是個人口只有六萬八千左右人的小鎮，給人的印象一如奧斯汀，雖然位於政治上保守的德州，卻是自由思想的堡壘。克拉克福克河（Clark Fork River）匯集在洛磯山脈，往西北流向愛達荷州，將小鎮一分為二。康乃爾的辦公室位於斯普魯斯街，是一棟色彩繽紛的維多利亞式建築，過兩條街就是河，過四條街就是郡法院，在聖派翠克醫院正對面。

康乃爾是個高大有禮、眼眸棕色、握手有力的男人。我問他為什麼接下巴克斯特的案件。他說：「我認為不管在蒙大拿或其他地方，這個議題需要有個定論。」他自己經歷過岳父和其他家人漫長且痛苦的死亡過程，對他而言，這也是個人的關懷。「這個問題牽涉的層面很廣，我們的社會需要加以處理。誰來決定這些事情？政府還是個人？」從他的話中，我察覺到他的自由派色彩與主張。他認為，政府不該管到這種私人領域，那是醫生和病人之間的私事。「不管是醫院、醫學協會或誰，誰都不能提出保證。當我們病得很重、生命即將結束的時候，根本無法控制接下來會發生什麼事。」在不久以前，病人還會請教信任的醫師，一起決定生命的終點。當時沒有特別的措施。醫生還能維持病人舒適，讓病人不感覺到痛。現在，多數的人瀕死的時候人在醫院或療養院，接觸不到家庭醫生，無法自然、非醫療化地死去，還受制於各種法律和道德規定。要不要死，就取決於是否要撤除維生機器、不再延長死亡。康乃爾說：「無論你喜不喜歡，你的生命末期可能都是由別人決定的。」

康乃爾大學的時候讀了米特福德（Jessica Mitford）的《美式死法》（*The American Way of Death*），開啟對臨終議題的興趣。這本書精闢尖銳，同時風趣地剖析美國喪葬產業。之後，他又讀了努蘭（Sherwin Nuland）的暢銷著作《死亡的臉》。努蘭身為一個醫生，以生理學的角度詳細描述癌症、刀刺、心肌梗塞和其他原因的死亡過程。他揭開瀕死身體的神秘面紗，解釋各個系統如何終止，例如血液系統、神經系統。過去幾年來，康乃爾看到，隨著新醫學科技的進展，法律與醫療方式紛紛改變。這些新科技能夠支撐人衰敗的生理系統，但不能阻止死亡，只能延長痛苦和折磨。康乃爾說：「巴克斯特一案是重要的社會政策議題，也與個人密不可分。死亡是所有人類都要面對的過程，在我們文化中人人卻都避談。」

某些州推動「協助死亡」合法後，社會大眾開始關注這個議題，激烈討論我們該怎麼死。一九九四年，奧勒岡州的公民投票通過十六號議案（Measure 16），百分之五十一點三的人贊成，百分之四十八點七的人反對。這個議案名為尊嚴死亡，明訂相關流程，末期病人可要求醫生給予致死藥物。法律規定非常明確。病人必須以口說或手寫的方式提出要求，診斷必須有兩位醫生確認，提出要求後，病人必須等待十五天。若有任何憂鬱或精神錯亂的疑慮，需由第三方專業人士決定病人的心智能力是否健全。病人必須是奧勒岡居民，年滿十八歲，最終得自行服藥（醫生或家屬不准直接餵藥）。相關單位必須進行明確的追蹤與通報機制，此外，尊嚴死亡後，當事人死亡證明的死因應記為重大疾病，不得寫上「自殺」，甚至不得寫上「尊嚴死亡」。保險公司亦不得刁難當事人的家屬。

雖然這項法律通過二十年，仍時時刻刻面臨挑戰。一九九七年十一月，尊嚴死亡通過數年後，奧勒岡公民發起另一項議案，意圖廢止該法，但投票結果多數人反對。美國司法部長約翰・阿什克羅夫特（John Ashcroft）並不打算讓選民說了算。二〇〇四年，他以濫用物質管理法（Controlled Substances Act）挑戰尊嚴死亡法，針對開立死亡處方的醫生，他要吊銷他們的執照。此案被下級法院擋下。之後的司法部長艾爾貝托・岡薩雷斯（Alberto Gonzales）繼續上訴，但二〇〇六年一月美國最高法院做出判決，該法維持不變。

二〇〇八年，華盛頓州成為第二個可合法「協助死亡」的州。有了奧勒岡州十四年來累積的經驗，一千號公民提案（Initiative 1000）獲得百分之五十七點八二的選民贊成，它也被稱為尊嚴死亡法，內容和奧勒岡的相似。康乃爾出庭辯論巴克斯特的案件後，二〇〇九年的最後一天，蒙大拿最高法院公布判決，醫生開處致命藥物並不違反州憲法。不像上述兩州，蒙大拿的尊嚴死亡法沒有明訂嚴格的檢查與評估程序，但還是順利成為第三個可合法「協助死亡」的州，而且是第一個在法庭上通過的。

有人注意到這三個合法「協助死亡」的州大致上位於美國的西北方，它們的地理位置與意識型態遠離東岸的國家權力中心。當地人都尊崇獨立自主與個人尊嚴，如蒙大拿的州憲法就包含尊嚴權，這些因素皆有助「協助死亡」運動的初期勝利。之後推動「協助死亡」合法的州還有佛蒙特、加州和新墨西哥（仍在法院上訴中），但在這幾個地方，我們就比較看不出普遍的政治意向與法律的一致見解。

「妳離開之前，」康乃爾對我說：「給妳看看羅伯特的照片。我掛在樓上的牆壁。」那張照片和我貼在書桌上的一樣，身穿土色的吊帶褲和藍色T恤，頭上貨車司機的帽子繡著白色的「蒙大拿」。

蘿貝塔・金（Roberta King）以父親羅伯特・巴克斯特的名字命名。她頂著金色短髮，高挑纖細，笑臉迎人。羅伯特死後，她發表文章或演講，說明為何羅伯特希望「協助死亡」合法。她並非歡天喜地接下這份工作，而是領會父親久病的困境，得痛苦地死去，無法合法地依自己心願離開。巴克斯特並非自殺，而是做好完全準備。蘿貝塔告訴我，他花了很多時間準備自己的死亡，盡其所能減少家人的負擔。他賣掉他的「玩具」：休旅車、船、拖車；修理屋頂，鋪上新的壁板，付清房貸。蘿貝塔和我坐在米蘇拉市區一家燒烤酒吧，她告訴我，父親向全家宣布，他不再化療，要接受安寧療護。

他打電話給四個小孩，蘿貝塔是最小的，要他們回家過感恩節。但羅伯特堅持，不要帶孫子回來，他不希望孩子記憶中的他奄奄一息。這個消息對蘿貝塔來說非常痛苦，蘿貝塔幾年前曾經擔任安寧療護的志工，她知道接下來會如何；安寧療護意味不會出現戰勝癌症的奇蹟了。

「我跟妳說個故事。」蘿貝塔說：「一回家我就走到後院。後院有棵高大的棉白楊。我發現樹上有條大鐵鍊，於是我問我母親，怎麼會有那條鐵鍊？她回答，妳爸爸爬到上面，因為他怕樹幹斷掉會砸到鄰居的房子。所以他最後做的事情之一，就是把那些笨重的樹幹鍊在一起，因為他不希望鄰居遭殃。我很確定這耗費極大的力氣。他用盡身上每一絲力氣。」

蘿貝塔告訴我她爸爸其他的故事。他曾說要拿槍斃了自己，蘿貝塔嚇死了。她想起以前有個罹患癌症的鄰居，身體很痛、心情更是憂鬱。他的狗一死，他再也承受不了，於是拿起手槍往頭上開，在後院自殺。「他的太太還得清理。」蘿貝塔告訴我。羅伯特・巴克斯特很快就排除那個選項，他並不希望自己的家人經歷那樣的創傷。

我要蘿貝塔告訴我她父親是什麼樣的人，她臉上出現開朗的笑容。「他很有趣。」她說。「他是個硬漢，常常不在家。」開著貨櫃車越過整個西北。「是個小胖子。」她說他的體型一直都是圓潤，也是一個頑固的老人。「完全就是阿奇•邦克（Archie Bunker）的化身。」她告訴我，羅伯特非常在乎自己的案件，付出極大的心力，甚至對孩子保密，直到有天蘿貝塔問他餐桌上好幾疊文件是什麼。接著她告訴我，父親死後，她和兩個哥哥、一個姊姊輪流爬上床陪她媽媽。「她自己睡在老舊的加大雙人床，我父親前幾天就死在那張床上。我們都去陪她。你能想像五十歲的男人爬到床上跟媽媽撒嬌嗎？」

二〇一〇年七月，她父親過世兩年後，蒙大拿立法，駁回州最高法院的裁決。蘿貝塔在當地的報紙《密蘇里人》（*Missoulian*）寫了一篇文章，標題是〈奮力維護尊嚴死亡的權利〉：「他的症狀非常嚴重，受到的折磨接二連三。他過世前幾週一心求死。從他對我以及其他家人說的話可以清楚得知，如果『協助死亡』在蒙大拿合法、能適用在他身上，對他一定是有好處的。但事實是，由於不合法，他去世的過程更加痛苦艱難，他的權利被剝奪，無法決定自己死前要承受和忍耐多少痛苦。這些原本是可以避免的。」她的結論是：「我會一直奮鬥，讓所有人都有這個選項，這是我爸爸原本可以獲得的。」

「某方面來說，羅伯特・巴克斯特非常英勇。」我告訴康乃爾。我的意思是，重症末期還要打官司，他必定有相當的決心。但我也想到，他必定承受反對者許多的批評，他們認為這項法律沒有必要。有些人說，那等於病人自暴自棄，選擇輕鬆的方式了斷，不願面對死亡。也就是說，巴克斯特的痛苦和折磨不重要，那是預料中或必要承受的。他應該聽從醫療體系的權威，即使它已經失控了，也應該服從州法律的強制力，在自己身上裝上機器，接受檢查與治療。他們說，他的身體不是自己能負責的，關於生死的決定屬於更高的權威，他卻不信服。他尋求致死的藥物是違背自然的作為。不過，巴克斯特從沒被這些言論嚇倒。死亡步步逼近，臨終前幾個月他飽受疼痛蹂躪，即使如此，他依然一再上訴。巴克斯特大可待在家裡，在家人的陪伴下走完人生。但他想要取得致命的藥物結束磨難，也懷著使命感，要讓每一個人都有這個權利。

有些反對人士認為，為何要立法？如果有人想要結束自己的生命，方法多得是：槍、排進車庫的汽車廢氣、笨手笨腳在門樑上把繩子打結掛上去、家裡隨手可得的化學藥物（但通常只會讓人殘廢，不會致命）。對於痛苦的瀕死病人來說，這些當然都是選項，前提是身體情況還允許執行這些動作。還有人說，若想要避免漫長的痛苦，還可以選擇安寧療護或緩和照護，藉由藥物控制，病人就可以感到舒服，甚至到無意識的程度。巴克斯特認為後面這個選項也沒有尊嚴。在遞交給蒙大拿法院的書面證詞上，他解釋自己為何不想要緩和照護。證詞是公開的文件，我離開之前康乃爾給了我一份。內容有三頁長，由公證人封箋，巴克斯特在上頭簽上大大的名字。他寫道：

這個建議及其代表的個人自主權喪失，令我感到心寒。我瞭解，在末期或緩和的鎮靜照護過程中，醫師會從靜脈注射藥物，目的是令我進入無意識的狀態，接著停止供給水分與營養，直到我死去，這個過程可能花上數星期。我生命最終的日子，因此將處於無意識的狀態，不清楚自己的情況與周遭環境，從認知與意志的角度來看，則是沒有反應，我完全不知道自己怎麼死的。我的衛生自理能力也將喪失，必須依賴他人清潔我的身體。我的家人也迫承受這一切，得輪番看守我無意識、因飢餓和脫水奄奄一息的身體，等待我逐漸死去。我願盡所有可能的方法，避免家人受制於這樣痛苦與無意義的苦難。

羅伯特・巴克斯特在最高法院判決之前就在家中過世了。地方法院的判決使他的案件成為全國焦點，甚至最終令蒙大拿成為全國第三個合法「協助死亡」的州。我問康乃爾，巴克斯特對此會有什麼想法，但總之，他永遠都不知道結果為何。他在判決當天過世，案子都還沒上訴到最高法院。康乃爾告訴我，法院的人打電話通知他，判決已經出爐，於是他打電話到巴克斯特的家，告訴他們很有可能勝訴。巴克斯特的妻子抱歉地告訴康乃爾，羅伯特在睡覺，不過他應該會高興。康乃爾說：「但他沒有醒來就去世了，永遠也不會知道結果。」羅伯特永遠不知道，上訴期間，法官麥卡特沒有下禁令，要求協助死亡的活動暫停。他永遠也不知道他的案件上訴到最高法院，最終獲得成功。他不知道自己為整個州有相同想法的病人開創一條道路，走出漫長、緩慢的死亡。

有些州的民眾熱烈討論協助死亡議題，該如何走向臨終，這些地區竟出現驚人的統計結果。在奧勒岡，醫生建議轉診安寧療護（或緩和照護，即安寧療護的分支，著重在減輕疼痛）的人數增加百分之二十。二〇一三年，《美國國家記事週刊》（*National Journal*）與攝政基金會（The Regence Foundation）的民調發現，華盛頓和奧勒岡的居民對安寧療護與緩和照護的知識較為豐富。一九九五年，尊嚴死亡合法化，隔年，奧勒岡公布第一份「維生醫囑」（Physician Orders for Life-Sustaining Treatment，簡稱POLST）。這是一張粉紅色或橘色的表格，上面有醫學術語，病人可以勾選生命垂危時希望的治療方式。按照規定，表格必須貼在病人家裡的冰箱，緊急救護員才知道去哪裡找。POLST像一份預立醫囑，能夠讓照護人員清楚知道病患希望的治療方式。醫生和緊急救護員面對危急時刻，不需「盡其所能」，而是依照每個病人的希望。美國二十六個州自此也開始採用相同或類似的表格。

奧勒岡、華盛頓、蒙大拿，這三個州有一個共同點，全國「協助死亡」最大的非營利機構「慈悲與選擇」（Compassion & Choices）在這些地方都很活躍，提供法律協助、舉辦宣導活動以及資金贊助。慈悲與選擇的凱瑟琳・塔克（Kathryn Tucker）是康乃爾在蒙大拿的協辦律師。他們也提供豐富的經驗，幫助奧勒岡與華盛頓的公民提案。二〇一二年六月，我參加慈悲與選擇在芝加哥舉辦的年會。其實我是去發表演說的。我和當時慈悲與選擇的網路社群管理員卡拉・阿什特曼（Carla Axtman）在網路上成為朋友。我在全國找尋訪談人，以便寫作和研究的，她幫了我很多忙。我也很喜歡她。我們通過多次電話，我很感激她對我的研究和訪談給予諸多建議。儘管如此，對慈悲與選擇的政治理念，我一直非常謹慎。我知道自己不是社運人士，至少不是他們期待的那種。我不只一次接到卡拉或機構員工的電話，對我在發表文章中使用「協助自殺」頗有微詞。基於新聞從業人員的監督責任，我拒絕順從他們的意見。理論上，這個詞對我而言沒什麼問題，自殺在人類歷史上一直是有爭議、被允許、甚至是可敬的。為了拓展政治影響力，慈悲與選擇鼓勵大家改用「協助死亡」一詞。他們的主張能否獲得支持，用字遣詞絕對會造成影響。「協助自殺」容易被汙名化，彷彿跟自殺有關，所以租車公司員工才會有負面的反應。尊嚴死亡（dead with dignity）、協助死亡（aid in dying）、協助自殺（assistec suicide）、安樂死（euthanasia），使用哪個詞彙，往往透露當事人對合法化的立場。我交替使用前三個。雖然我認為自殺是悲劇，應該盡量避免。但在某些情況下，那也是個人的理性選擇。合法協助死亡在歐洲稱為安樂死，但不免讓人想起二戰期間歐洲發生的大屠殺。若無特殊的定義，通常我們都會覺得協助自殺與安樂死是不道德的，兩個詞自古以來都有墮落與不人道的涵意。不過，在詳細解釋協助死亡的意義後，多數人都傾向支持合法。二〇一四年蓋洛普民調顯示，如果我們將其定義為，「醫生在病人與家屬要求之下，透過較不痛苦的方式結束病人的生命」，美國有高達百分之七十民眾贊成協助死亡（一九七〇年代是百分之五十）。但若問題改成，「是否支持醫生協助的自殺」，就只有百分之五十一同意。

二〇〇九年，我在華盛頓特區慈悲與選擇的「生命末期權利研討會」見到卡拉本人。卡拉一笑就露出牙齒，她喜歡交朋友，工作又認真，我立刻就能感受她對協會的投入。卡拉問我願不願意在芝加哥發表短篇演說，談談如何註冊以及使用推特，協會認為，這個當時新穎的社群網路工具對推動工作應該有幫助。基於「越多資訊越好」的精神，也為了謝謝卡拉，我答應了。參加的人多半是白人，多數超過五十歲，擠滿奧黑爾君悅飯店。這家飯店獨自座落在芝加哥機場與市中心之間的荒郊野外。那禮拜整個城市非常炎熱，站在戶外就像所有的空氣都被吸走。除了飯店和周圍老舊的辦公區外，想去餐廳、咖啡店或任何地方一定得靠汽車。我躲在飯店房間裡吹冷氣。

三天的會議讓我疲累又心煩。「慈悲的胸懷、選擇的管道」——這個口號很吸引人。當時我已經熟悉這個組織使用的語言和關心的議題，以及推動合法化遇到的政治與法律難題。慈悲與選擇的雛形源於一九八〇年代漢弗萊在聖塔芭芭拉創立的毒芹會社。他也是《最後的出口》的作者，我父親開始提到想自殺結束癌症時，我就給他看那本書。漢弗萊是個具爭議的人物，但很難從關於他的故事判斷哪些是事實。漢弗萊的前妻安在死前拍下影片控訴，她生病的時候，漢弗萊施加「令人難受的壓力」，要結束她的生命。漢弗萊做事總不假他人之手、也不加修飾，從不避諱使用安樂死與自殺等字詞，所以被運動圈內人視為麻煩人物。可以確定的是，他脾氣暴躁、不好相處，不適合到各地推動「協助死亡」運動，也不適合處理必要的政治與法律難題。一九九二年漢弗萊離開毒芹會社，組織重新命名為臨終慈悲（Compassion in Dying），二〇〇三年和生命末期選擇（End of Life Choices）合併，結合兩者的名字為慈悲與選擇。

芝加哥有許多座談與演說活動，名稱聽起來都像軍隊的戰鬥口號，我也知道，對社會運動而言，這種作法絕對是必要的。不過，在這些文宣用語之外，我想要討論更深的議題。〈親愛的艾比〉（Dear Abby）專欄作家艾比蓋爾・范・布蘭（Abigail Van Buren，本名Jeanne Phillips）在星期四晚上進行開幕演說，她的談話令人愉快又振奮，但比較吸引我的座談活動其實是最後一天的「生物倫理與生命末期的選擇」。我特別想知道，如何從宏觀的角度思考協助死亡的倫理議題。演說者是哈姆林大學（Hamline University）衛生法學研究所的所長賽迪斯・波普（Thaddeus Pope）。他經營的部落格就叫「無效的醫療」（Medical Futility），專門討論無效治療的法律議題，從此我開始認識這個人。另一位演說者是蘇・波特（Sue Porter），她是一位精力充沛的女人，擔任慈悲與選擇的董事。我認得蘇是因為她曾出現在紀錄片《在奧勒岡要怎麼死》（*How to Die in Oregon*），這部片二〇一一年發行時獲得日舞影展評審團大獎。蘇住在奧勒岡，為瀕死病患提供諮商。一九九四年，協助死亡在奧勒岡合法後，她也開始協助瀕死病人合法地尊嚴死亡。這場座談活動要探討的問題是：末期病人決定接受致死藥物結束生命時，背後的諸多考量是什麼？

許多安寧療護的病人告訴我，他們想死。蘇的談話方式清楚又直接，她說明這些法案在其他州如何推動，以及奧勒岡病人實際面臨的問題，演講內容令人獲益良多。《在奧勒岡怎麼死》一片開場鏡頭中，蘇的手把研磨成白粉的藥倒進一個透明的小碗，加水混合。湯匙攪拌發出清脆的聲音。隔壁的房間，偌大的窗戶底下有個男人，白人，大約六十五歲（他走到生命末期，很難分辨年齡）。他坐在床上，手放在大腿上。他的家人，老少都有，圍繞站在他的身邊。

蘇屈身向前，雙手放在膝蓋上，看著男人的雙眼。她穿著嚴整，套著灰色的毛衣，帶著項鍊，髮型、指甲、妝容都很合宜。她很沉著。她說：「你吃下藥之前，我要再次問你兩個問題。你知道你有權利改變心意嗎？」蘇的口齒清晰，她稍微點頭。

「我不會改變心意。」他立刻回答，語氣堅決。

「那你知道這些藥的作用是什麼嗎？」

「會殺了我，讓我快樂。」他說。

蘇垂下頭。我立刻知道她明白瀕死是怎麼一回事。

二〇一三年春天，我在紐澤西的德魯大學（Drew University）教一門新聞課。我把課程命名為「大限將至：書寫美國當代的死亡、瀕死與毀滅。」我們的閱讀材料多半是冗長的新聞文章，主題關於自殺、戰爭、謀殺、軍人創傷後壓力症候群以及空難。課程末期，我準備放映《在奧勒岡怎麼死》，並邀請她一起看。那時她來紐約拜訪朋友，參加環紐約市的單車活動。她帶著一盒面紙走進教室。片中，導演透過一位名為寇蒂的重症末期女士，探討奧勒岡協助死亡的合法過程。寇蒂才五十出頭，還算年輕，是攝影機喜歡捕捉的美女，卻飽受疼痛之苦。我們看著她的心情在憤怒、傷心與放棄之間不斷循環。當她決定服用致死藥物時，鏡頭從窗外拍進她的房間，我們聽到最後她對家人說的話。雖然我已經看過這部紀錄片好幾次，在課堂上還是淚流不止。蘇也一樣。寇蒂的死令人心碎，但學生並不如我和蘇預期來得感動。我心想，即使讀了幾個月關於瀕死和死亡的文章，活了十八年的他們，還是很難理解什麼是死亡。當然有些人可能失去祖父母，但對於多數人而言，他們尚未面對自己或親人的死亡，沒有充裕的情緒與電影產生共鳴。

從紐澤西到麥迪遜的火車上，蘇和我聊了慈悲與選擇，以及協助死亡運動的新發展。當時蘇即將發表一篇文章，題名為〈非意圖的結果：病患無法自主選擇的絆腳石〉（Unintended Consequences：Obstruction of Patient Choice）。透過這篇文章，她將檢視宗教對於健康照護的影響，尤其是在天主教教會經營的機構中，病人是否有知情同意的權利。天主教教會反對協助死亡，即使在合法的州也一樣。蘇寫道：「天主教醫院和財務危急的醫學中心合併，或取得權力獨立經營醫院。他們會依據宗教規定，禁止醫生參與任何與尊嚴死亡相關的醫療行為。」蘇提出一個全國可見的問題，也是生育自主權的倡議者長期譴責的現象：天主教機構禁止員工或醫生討論墮胎或協助死亡等醫療方式。病人在這些機構中不一定能夠想要的醫療方式，就算那些是合法的。

誰的信仰最重要？梵諦岡、醫院的醫護人員、行政人員或病人？我們都對這個問題並不陌生，畢竟好必來（Hobby Lobby）與安貧小姊妹會（Little Sisters of the Poor）已經讓歐巴馬團隊與美國最高法院苦惱不已。前者是工藝飾品的連鎖賣場，後者是非營利的宗教團體，不約而同要抵制平價醫療法中的避孕規定。此法實施後，上百萬婦女能獲得健保補助、進行避孕措施。蘇認為，在兩個團體的抵制下，病人就更難找到管道協助死亡，因為整個社會都受到嚴格的道德檢視。醫病關係本來是私人事務，現在企業和宗教組織卻自己的信仰去影響它。

然而，協助死亡運動持續茁壯，有些人認為，可能是因為病人都害怕病情會失去控制，所以想要掌握自己的醫療選擇，但事實上，現在是法律和醫院在控制一切，連你的雇主也要參一腳。二〇一三年五月，佛蒙特在全美首開先例，透過立法將協助死亡合法化。二〇一四年一月，法官納許（Nan G. Nash）在新墨西哥州阿布奎基的次級地方法院裁決：「有行為能力的末期重症患者是否有權利選擇協助死亡？本庭認為，沒有什麼權利比它更基本、更保障隱私，更符合新墨西哥州公民的自由、安全與幸福。」此案現在上訴到新墨西哥州的最高法院。隔了一個月，《紐約時報》頭版文章報導「協助死亡運動在某些州生根茁壯」。那篇文章刊出隔天，我和蘇通話。她認為那是正面的報導，作者用的詞彙是「協助死亡」，而非「協助自殺」。我很高興見到這個議題終於登上全國版面，報社也沒有刻意迎合讀者胃口或不顧病人的經歷。相反地，作者讓我們看到絕望瀕死病人遭受的失落與痛苦。

二〇一二年八月十五日，蒙大拿之旅八個月後，我飛到華盛頓州，前往西雅圖一棟紅磚大樓拜訪羅伯・米勒（Robb Miller），他簡樸的辦公室位於二樓。在這之前，我好幾次在慈悲與選擇的研討會聽過他演講。他個子不高，體格像精瘦的運動員，總是打扮得體。他的臉色紅潤，頂著棕色短髮。米勒於二〇〇〇年成為慈悲與選擇華盛頓州的董事，並發起一千號公民提案，最終，協助死亡也在華盛頓州成功合法化。兩個漫長的死亡過程促使米勒發起這項運動，一位是他父親，一九九四年診斷出癌症，另一位是他長期的伴侶，一九九五年診斷出愛滋病。

愛滋病深深改變了生命末期的樣貌。患者通常年輕力壯，死亡過程漫長且折騰，時常出現內出血、腫瘤生長、無法進食等症狀。他們的免疫系統虛弱，現代人容易治癒的疾病，例如結核病、肺炎，也無法戰勝。這個神秘的疾病令大眾對同性戀社群投以害怕與厭惡的情緒。一九九二年，美國公眾信仰研究院（Public Religion Research Institute）的普查顯示，百分之三十六的美國人認為愛滋病是神對非道德性行為的處罰。二〇一三年，仍有百分之十四這麼認為。愛德華王子島大學（University of Prince Edward Island）教授道比金（Ian Dowbiggin）在著作《安樂死簡史》（*A Concise History of Euthanasia*）寫道：「一九八〇、九〇年代，愛滋病朝著全世界的同性戀社群刺了致命的一刀，直接促成了後來的死亡權運動。」家人和照顧者無法眼睜睜看著所愛的人遭受巨大的痛苦。有些病人知道恐怖經驗即將到來，因而違法尋求致死的藥物。

我的書桌前有另一張照片在羅伯特・巴克斯特旁邊，是一九九〇年特麗絲・福雷爾（Therese Frare）拍的照片。她當時是俄亥俄大學的學生，也是志工，在哥倫布（Columbus）的愛滋病安寧療護機構佩特・諾斯特療養院（Pater Noster House）服務。那是張黑白照片，照片裡的人是在臨終床榻的大衛・柯比（David Kirby）。他憔悴的樣子令人屏息。他看著前方，睜大雙眼，但眼神空洞空白。他顴骨的皮膚緊繃，嘴巴張開，下巴鬆弛。他的雙手交叉放在胸口。柯比的父親表情悲傷，手捧著兒子茫然的臉，兩人額頭相觸。大衛的手足蘇珊和蘇珊的女兒擁抱彼此，在一旁看著。這張照片令人想起從前的臨終病榻，當時人們都在家過世，家人，無論老少，圍繞在床邊看著病人嚥下最後一口氣。那張照片刊登在一九九〇年十一月的《生活》雜誌，全國無數報章雜誌與媒體都引用了這張照片，呈現出愛滋病家庭悲劇與人性的一面。二十五年後，《生活》把這張照片放到網路上，稱之為「改變愛滋病面貌的照片」，至今已經有超過一億人看過。

米勒在伴侶的床邊看著這個傳染病發展。「我瞭解到，安寧療護無法解決我的伴侶所有的折磨。焦躁不安的他，除了身體的痛，生命最後幾個月還處於失智狀態。我想，不需要列出所有的痛苦你也能懂。」米勒對我說，但絕口不提伴侶的名字。「有人向我保證，但後來發生的完全是另一回事。安寧療護是空洞的保證。他確診十八個月後死了，而且死得很慘。」米勒告訴我，他覺得他們像被安寧療護體系拋棄了。「他們沒有停止照護，但還是拋棄了我們。原因是，我們想找到管道協助死亡或結束受苦，但他們不提供。我會成為倡議死亡權的社運人士，其實是他們造成的。」

聽米勒這麼說，我鬆了一口氣。這麼多年，我仍然忘不了父親在病床上掙扎的景象。我們違背他想在家裡去世的願望。安寧療護機構沒有給我們有效的藥物讓他平靜。如果當時協助死亡在賓州合法，我父親也不一定會想那麼做，但他的確承受很多痛苦。他沒有平靜地死去。依照他的願望，有些苦是難免的，但我不禁想著，如果安寧療護機構對生命末期選擇有更多瞭解，就可省去多少折磨。現代安寧療護的創始人、英國的桑德斯醫生堅決反對安樂死。她認為一定有辦法可以消除疼痛和折磨。她承認，安寧療護與安樂死都是為了減輕病人的痛苦，但由於她的基督信仰以及個人對於善終的想法，她認為「協助死亡」是不道德的。除了米勒之外，我還沒遇上誰能夠清楚說明安寧療護的不足之處。

米勒告訴我，自己非常支持安寧療護。他協助的病人大約百分之九十都轉入安寧療護，但他發現這並非適用於每一個人。即使身體疼痛與症狀能夠獲得控制，然而，凡事都得依賴他人、失去各種自主能力——這種「存在的痛苦」，仍然令人難以承受。米勒告訴我：「反對協助死亡的人就抓住這一點，說『依賴別人有什麼好丟臉？』或『那有什麼問題？』當然沒什麼大不了。但是，若你一輩子都能獨立自主、自理最基本的生理需求，就會很不願意看這一切發生。坦白說，依賴別人就是受苦。」

馬克・康乃爾的職業生涯多數都在處理個人傷害的案件，我問過他，疼痛和受苦的差別是什麼。他告訴我，疼痛是身體上的，其他的都是受苦——悲傷的情緒、失去控制、長期臥床、害怕即將到來的事情、基本需求必須依賴家人——全部都很痛苦。

「反對者常誤把安寧療護和緩和照護當成協助死亡的替代方案。人應該怎麼死，他們總是有浪漫的想法。」米勒告訴我。「他們相信人在生命末期會成長，並準備死亡。」安寧療護工作者總希望病人談論感受、好好道別、去愛或原諒家人和朋友。身為安寧療護的志工，我知道他在說什麼，我常覺得自己的責任不只是握著病人的手，還希望引導病人走向某條道路——我們自以為的善終之路。

「安寧療護和緩和照護相關工作者大都認為，協助死亡會阻撓那段成長歷程。」米勒說：「他們太自大了，認為執行安樂死，病人就無法獲得心靈提升，無法檢視自己人生和一切事物。」

華盛頓州醫學協會支持贊助華盛頓生命末期共識聯盟（Washington End of Life Consensus Coalition），米勒是主要委員，非常清楚全州的醫療與安寧療護機構。雖然華盛頓州醫學協會不支持一千號提案（當時投票結果顯示，他們的會員一面倒反對），不過，現在米勒、華盛頓州的慈悲與選擇和醫學協會一同攜手合作，帶領民眾認識生命末期的議題，包括如何獲得安寧療護與緩和照護、家屬與病人如何溝通臨終事宜等等。身為POLST工作小組的成員，米勒也協助將表格引進華盛頓州。此外，他也與當地的安寧療護協會合作，雖然後者反對協助死亡合法，但並沒有發起反對運動。多數的安寧療護機構附屬於天主教教會，他們的董事長經常身兼天主教安寧機構的管理階層。

米勒倡導的權利、一輩子的志業，就是想給病人自主權，得以選擇自己的醫療方式，包括「協助死亡」。他希望病人能得償所望，拒絕不想要的，不受道德批判與法律限制。在我看來，他的工作非常根本。他希望每一個人都有權利表達自己能夠忍受多少痛苦，無論是生理或情緒的痛苦。

第五章　飢餓與口渴

阿拉米達村（The Village at Alameda）是賀萊松大道上的安養院，位於新墨西哥州西北，阿布奎基市北方的邊界，對街就有公園、步道和博物館。安養院的樣子，完全就是典型的西南部老人之家，粉膚色的牆壁和綠色的邊磚——乾淨、維護良好、烈日之下不太起眼。亞蒙和桃樂絲・魯道夫夫婦（Armond and Dorothy Rudolph）八十多歲的時候搬進養老院，健康狀況一直下坡。亞蒙長期裝著尿管、尿液得從膀胱導出，而桃樂斯幾乎完全無法行動。幾年前，他們和家人討論過想怎麼死，他們不想像桃樂斯的母親一樣，罹癌苦痛多年後才過世。他們不希望生命末期失去意識、無法溝通、飽受疼痛。早期失智症狀開始出現時，他們便知道該執行計畫多年的行動了。二〇一一年八月某一天，他們不再進食或飲水。

三天後，安養院的員工發現魯道夫夫婦刻意結束自己的生命，趕快報警。院方向警方表示，老夫婦意圖自殺，並強迫他們離開安養院。院方害怕這對夫婦若死亡，會背負法律責任和不良名聲。

亞蒙和桃樂斯的兒子尼爾從科羅拉多飛到阿布奎基，幫父母找一個能夠度過最後幾天的租屋。亞蒙當時九十二歲，桃樂斯九十歲，結縭六十九年。在家人圍繞以及安寧療護專員訪視之下，亞蒙禁食十天後去世，桃樂絲隔天也去世。「他們確實以他們希望的方式，安詳且尊嚴地辭世，但這是一則警世的故事。」尼爾如此告訴記者。雖然自願停止飲食（voluntarily stop eating and drinking，簡稱VSED）在所有的州都合法，但就連妥善安排的末期禁食都可能被徹底干擾。

幾個月後，我在慈悲與選擇的活動場合聽尼爾演說。幾年前由於父母的緣故，他與協會合作，推廣VSED。這是一個合法的方式，老人家得以避免經歷漫長、緩慢的死亡過程。他是個不苟言笑的講者，也許和蘿貝塔·金一樣，逼不得已才投入社會運動，但堅信他父母當時應該能夠不受干預，做自己想做的事。慈悲與選擇的活動目標為「無論在哪裡，都能平靜地走生命末期」。據此，他們希望長者能意識到自己的權利，並提醒他們，即使有種種合法的方式，結束自己的生命仍會遭遇困難。二〇一一年美國廣播公司新聞台的米凱拉・康尼（Mikaela Conley）寫了一篇報導，當中引用尼爾的話：「阿拉米達村並未尊重我父母的自主權。院方原本應該支持他們，而非再三阻礙，加諸巨大的壓力在他們身上。這所安養院就和全國上千家安養院沒有兩樣。將近一百萬個美國人住在這些機構，但多數人不知道自己生命末期的權利，甚至像我父母一樣權利受到侵害。我非常震驚，他們竟然驅逐我的父母。」魯道夫夫婦以為，安養院大概不會造成他們的痛苦。他們從沒想過院方要逼他們吃飯，否則就滾蛋。

自從尼爾挺身捍衛父母的權利後，VSED越來越受歡迎。二〇一四年七月，美國國家公共電台談話節目主持人黛安・雷姆（Diane Rehm）的丈夫住在安養院已經兩年。他罹患帕金森氏症，幾乎每天都在喪失心智與行動能力。「他只會一天天越來越虛弱。」黛安・雷姆告訴美國國家公共電台的記者。「我們請醫生過來，約翰告訴他：『我準備好了。』他說：『我的腿不聽使喚，我的手也不聽使喚，我不能自己吃飯。』他知道帕金森氏症只會惡化不會改善，他說：『我想要死』。」他請醫生幫他，但醫生無能為力。妻子百般不捨，但仍同意雷姆停止飲食，這是他合法的選擇。他知道帕金森氏症之後的病程，而他一點也不想變成那樣。二〇一四年六月，黛安・雷姆告訴美國國家公共電台記者福斯（Maggie Fox）：「我希望全國每一個州、每一個城鎮，大家都能支持協助死亡合法化。」停止飲食九天後，約翰・雷姆辭世。因為協助死亡在美國多數的州都不合法，透過VSED，病人自己評估不值得繼續活著，就可以合法結束自己的生命。停止飲食的年長者與重症患者並不害怕死亡，他們害怕的是死亡來臨之前。

我們錯誤地相信自己有自由對身體做出任何想做的事，以為自己有醫療選擇權。我們對自由與獨立的感受，特別在美國，反而將我們蒙在鼓裡，不知道能做的醫療選擇是有限的。就像魯道夫夫婦，我們可以詳細規劃，可以決定痛苦和折磨的極限，我們可以預先寫好醫療指示和生前預囑，可以和家人討論，儘管如此，我們的選擇還是會被延遲、扭曲或完全否決。自由選擇、個人自主、知情同意，這些顯然不夠，不能保護我們避免無效的醫療或不想要的照護，不能讓我們準備好的時候就可以走。出於很多理由，我們用各種方式來決定身體受到什麼待遇，卻因外力因素無法如願。

想瞭解為何美國人無法如願死去、沒有創造出更公平與人道的辭世方式，就要找出這些外力因素。大致上，有三個交織影響的體制在監督我們如何死去：醫療產業、宗教和法律。每一個體制都是極為複雜的系統，擁有深厚的文化、次文化、歷史，大大小小影響我們身體各部位。目前我所謂的「醫藥」和「醫療產業」，包括醫生、護士、生物倫理學家、健康照護工作者，也包括醫學院、協會、保險業、儀器製造商、製藥公司。醫療領域自有倫理與道德原則，指導我們從事研究與臨床工作。至少在現代醫學發展的六、七十年來，相關領域的發展各自獨立又互相連結。同樣地，當中也有無數的權力結構，好壞都有。研究團隊有權力研發能減緩阿茲海默症發作的藥。生物倫理學家則探討稀有藥物的可得性。但是，藥廠同樣能擋下非專利藥物的生產，以免和自家更貴的產品競爭。有一些權力機構很強勢，有辦法直接影響我們，像是醫院主管對員工頒布洗手政策；有一些影響則比較溫和，間接去改變政府的決策，例如新的報告指出，實習醫生輪班時間較短時表現較佳。有些是刻意的，像藥廠決定降低某種藥的售價；或無意的，像是西南地區缺乏老人醫學的護士。

宗教和現代醫學一樣擁有自己的歷史、次文化、組成元素（教士、牧師、俗眾、組織雇員、慈善機構、神學家）和權力結構。不同教派的神學之間差異甚鉅，而內部又有異議與變異。跨派別的意識型態，例如「墮胎不符合基督的教誨」，或者「天主教醫院更常行善」，無論真假，深植在我們行為與道德價值的認知之中。在蒙大拿最高法院為協助死亡辯護的律師馬克・康乃爾，他辦公室對面的聖派翠克醫院，理論上應該受制於當地天主教教會的主教，但那不代表所有在那裡工作的人都反對結紮。而且，天主教意識型態也只是眾多影響力之一。舉例來說，在天主教醫院工作的藥劑師要不要開立避孕處方藥，除了取決於他個人的信仰，病人會不會因為被拒絕而投訴他、藥劑師上級的態度、他能否在別的地方找到工作、他身處的州法律是否允許他拒絕開立處方，都會影響藥劑師的決定。

「法律體系」不只包括街上的警察，還有律師、地區及州與聯邦法院法官、獄政機關（典獄長、管理人員、收容人、包商）、倡議團體，保釋擔保人以及規定各個環節運作的法律。這些團體的內部文化也包含在法律體系當中。懲罰的影響（相對於善行的影響）在法律體系更為明顯，它反映行為的社會價值，透過判例、州及聯邦法律約束行為。由立法者與法庭判例建立的法律，受到社會大眾、宗教信仰與其他外力影響，目的是處罰特定行為、發揮警世功能。

那麼，是哪些因素阻撓約翰・雷姆從醫生那裡獲得致死劑量的嗎啡、速可眠（Seconal）或戊巴比妥（Pentobarbital）？黛安談到她丈夫的醫生時說：「他無能為力。」也許是那位醫生心中的醫學倫理不允許他開立處方，也許他工作的醫院院方反對協助死亡，順從約翰的要求會害他丟了工作，又或者醫生本身的信仰反對這種行為。當然，雷姆夫婦當時住在馬里蘭州，協助死亡在那裡是不合法的，約翰的醫生可能害怕遭到起訴。

然而，二〇一五年二月，古徹學院（Goucher College）所做的民調發現，百分之六十的馬里蘭居民支持協助死亡合法。二〇一五年三月，有人開始提議立法，《華盛頓郵報》報導：「即使立法院通過此爭議性的措施，但別忘了州長賴瑞・霍根（Larry Hogan）可是天主教徒。當選之前就說過，他反對協助死亡合法。霍根十月在教會報紙《天主教標準報》（*Catholic Standard*）表示：『我相信醫生的職責是拯救生命，不是終結生命。』」《天主教標準報》完整刊出霍根的發言，但華盛頓郵報只節錄：「我相信人類的生命是神聖的，我相信醫生的職責是拯救生命，不是終結生命。」

美國文化的道德價值從根本形塑了法律與醫療的樣貌，也影響我們的個人選擇。在著作《愛之罪：性法規的與宗教寬容的邊界》（*Love the Sin: Sexual Regulation and the Limits of Religious Tolerance*）中，雅各布森（Janet Jakobsen）和佩萊格里尼（Ann Pellegrini）寫道，我們告訴自己，宗教和公共生活是分開的，其實不然。儘管我們自豪美國是政教分離的國家，但宗教理念深植於我們的觀念中，提醒我們什麼是可接受的行為：

討論現代社會的種種面向時，我們都少談到一件事，新近的世俗國家不斷在強化宗教的身體觀。於是宗教中的「來世」生命體現在現代社會中。在此重新世俗化的創造過程中，宗教就不再從公共領域中抽離。透過宗教與道德的交織融合，道德成為宗教的主體。反過來看，我們可透過道德主張就傳播宗教，而不直接提起它。最終，在官方的世俗主義掩護下，某些宗教可以主張理念，宣揚「美好的生活」，告訴眾人凡事本當、應該如何。

約翰・雷姆知道他的醫生無法、也不打算給他致命劑量的藥。他知道罹患帕金森氏症之後的病程，也知道他還可以做一件事：停止飲食。他的道德標準允許自己做出這個決定。魯道夫夫婦後來也知道可以停止飲食，並獲得家人支持。但還有一些人無法選擇什麼時候不再進食。

二〇一二年春天，我著手研究一樁爭議很大的訴訟案，它最終導致一個持續植物狀態（PVS）的病人在二〇〇五年死亡。持續植物狀態的病人可能會睜開雙眼、打呵欠、呼吸，甚至按時作息，但他們無法認知到周圍環境。他們不能說話，也不能依循他人指令，大腦功能只限於維持身體基本運作。持續植物狀態的病人沒有認知能力，但如果你滿懷希望又深愛這個病人，但不大清楚這個病的細節，就會覺得持續植物狀態的病人生命徵象很強。這名病患是泰莉・夏沃（Terri Schiavo）。她處於持續植物狀態長達十五年，但最高法院最終判決同意家屬拔除鼻胃管這個維生系統。這個案件因媒體瘋狂報導而轟動一時。有三個依賴維生系統的白人女性全國皆知，除了一九八五年過世的凱倫・安・昆蘭、一九九〇年過世的南希・克魯贊，泰莉是第三位。根據醫學倫理，病人有權利終止或不接受任何自己不想要的醫學治療。在自主權與知情同意的保護下，病人就能選擇想要的醫療方式，但遇到無意識或沒有留下明確指示的病人，情況就複雜多了。

法院允許這三個個案的家屬移除維生系統，都是基於病人的隱私與知情同意。「維持生命」（life support）這個詞的意思變來變去，有時我們用「維持生理運作」（physiological support）比較準確。三個個案的家屬都試圖證明，患者自己不會想要像「那樣」活著——身體只有維持生物性運作，但沒有知覺。法院接受家屬的證明，也尊重醫病隱私。狂熱的媒體問大眾的是另一個問題：你希望那樣活著嗎？眾人大聲說不。但反對者和支持者都要問：「什麼是活著？」這個問題把他們分成兩邊陣營。一邊認為「活著」就是當事人有某種形式的意識，另一邊說認為有心跳就是活著，無關大腦運作。大眾討論的是生命品質，法院討論的卻是隱私與自主。克魯贊的案子首開先例，確立鼻胃管的用途。法官認為，插上鼻胃管就是在進行醫療照護，而非反對移除者認為的舒適照護（comfort care）。為了降低感染風險，醫生透過手術置入鼻胃管，以人工輸入養分與水分，如果這些算舒適照護的話，社會（透過州政府和醫院）就有義務提供。但是法院認為鼻胃管是醫療手段，因此個人可以拒絕。

在理論和實務上，醫學倫理指引醫生與律師的決定與行為，克魯贊一案堪稱醫學倫理的里程碑。但沒過幾年，爭議又起，夏沃的案例還是在法院被踢來踢去。美國還有上萬人持續植物狀態、靠著鼻胃管（或呼吸器）維持生命，他們又該怎麼辦？究竟有多人在受苦，從一萬、五萬到十萬人，各種數字都有人講。看到這麼多使用鼻胃管的病人，我不禁想知道，還有哪裡的病人是在「違反意願」的情況下被餵食。

二〇〇五年三月，夏沃過世後沒幾個月，新聞報導，位於古巴關塔那摩灣（Guantánamo Bay）有軍事監獄有收容人發動絕食抗議。他們有些人是抗議自己不該被關，也些人則是對監所環境設施不滿，但最終都被強迫餵食。不管在哪個國家，被迫餵食都是有爭議性的行為，多數醫療體系都已為監獄裡的酷刑。但是，軍方發現，法律允許非軍事監獄的獄方可強迫餵食收容人，於是以此為理據，把強迫餵食收入關塔那摩的標準作業程序。我搜尋美國境內強迫餵食的案例，很快就找到了，當事人是康乃狄克州的比爾．科曼（Bill Coleman）。

二〇〇八年十月二十三日，監獄的醫護人員和管理人員將比爾．科曼從禁閉房帶到診療室。他被綁在床上，獄方告知要進行強迫餵食。他很害怕，努力保持冷靜。他告訴他們，他不想被餵食。監獄的醫療主任艾德華・布蘭奇（Edward Blanchette）告訴他，這不是他能決定的。加納矯正所（Garner Correctional Institution）的典獄長斯科特・森普爾（Scott Semple）收到地方法官的令狀，基於科曼的健康狀況危急，得強迫餵食科曼。為了表達對判決結果的不服，二〇〇七年九月十七日開始，科曼停止進食，已經超過一年。他的罪名是強暴妻子。他要展現憲法第一修正案賦予他的言論自由權，他唯一能表達抗議的方式，就是停止進食。讓自己的身體陷入險境，對科曼而言，總比當一個囚犯、背負自己沒犯下的罪要好。其實他不想要死，想活著見到兩個兒子，但要挑戰法院的判決，但他沒有別的方法了。為了引起別人注意他的困境，絕食抗議是最後的辦法。最終科曼被綁在診療床上，驚恐不已。在英國，強迫餵食有長久的歷史，備受爭議，今日只用於生理或心理疾病。身為英國公民，科曼以為那是過時且不人道的對待，在西方已經沒人這麼做了。獄方把他的四肢固定好，關掉攝影機。

布蘭奇將一根橡膠管從科曼右邊的鼻孔推上去，但橡膠管卡住了。布蘭奇推得更用力。科曼因為痛而抽動掙扎，醫護人員以為他在抵抗，因此又在他的胸膛綁上繫帶。一位助理按住他的頭。科曼反胃，布蘭奇繼續推。醫生終於發現橡膠管卡住了，拉出來，又從科曼的鼻孔推進第二條，深入他的喉嚨，進入他的胃。接著布蘭奇倒進一瓶安素（營養飲料）。科曼反胃，他吐了，還流鼻血。他們帶他回牢房的時候，他T恤沾滿鼻涕、口水、嘔吐物、血。

接下來幾年，獄方強迫餵食科曼超過一次。第一次經驗足夠強迫他喝上一陣子的水、牛奶。但每次他停止飲食，獄方就會把他帶到同一間的診療室。他掉了一半的體重，現在只有四十八公斤。他長期頭痛、血壓過高、口乾舌燥，而且右邊的鼻孔已經無法進行餵食。他虛弱無力，行走困難，但還是拒絕進食。沒有人知道營養不良傷了多少他的器官，但少說也掉了幾顆牙齒。報紙有刊出他在法庭上的照片，看起來氣若游絲，他還是不吃。

我和科曼取得聯繫的時候，他已經絕食抗議超過五年了，也無法繼續上訴。他的律師大衛・麥奎爾（David McGuire）在康乃狄克州的美國民權聯盟（American Civil Liberties Union）服務，他給我科曼的地址。我寫信問科曼能不能拜訪他。我也寫信給典獄長森普爾，問了同樣的問題。「我們一致認為讓妳訪問只會惡化收容人科曼的情況，而我們並不希望對他造成傷害。」森普爾很快就回信。

「對他造成傷害」，這幾個字令我心寒。森普爾彷彿家長般「保護」科曼，反倒使科曼無法聲張自己的權益。森普爾以為這樣對大家都好。他有權力左右比爾的行動，也能干涉我的行動。比爾和我持續通信。我保存十幾封信。比爾時而妙筆生花，時而激動，時而疲累。他在信中描述每天的生活，給我審判的資料，並且打星號、劃重點，還附上收容人守則的影本。當然，他也寫下被強迫餵食的過程，並誓言持續絕食抗議。他會在每一個信封背後的封口潦草地寫上日期，因此看得出來寄送延遲以及獄方拆開的痕跡。他會暗示我，想告訴我某些實情，但不能讓獄方看到，所以要我打給他的律師查清楚。

他把我加入他的電話清單。利用監獄的電話系統「賽克利斯」（Securis），外面的人帳戶儲值，受刑人就能打電話給他們。每次我們講電話，就會不斷出現一句語音提醒：「這通電話正受到監聽。」之後，我和科曼每週二和週四都會通電話，持續了十二個月。每通電話不能超過十五分鐘，因此我們談話都很急迫激動，還得事先準備好問題與答覆。我知道他希望我調查他的刑事案件，但引起我的興趣的，其實是他另一個罪名——絕食。他心灰意冷，拒絕了在監獄裡難能享受的少數樂趣之一，也就是食物，而且長達六年，這件事情在我腦中揮之不去。

每次我咬下一口三明治，每次和朋友共進大餐，每次拿起一片洋芋片，就想到科曼。「我希望他們重新調查我的案件，要不然就尊重我的生前預囑，讓我死。」他如是告訴我。

在美國，有兩個地方，人們可能會被強迫餵食，自主權會被相關單位剝奪。在那裡，人無法自由選擇什麼可以進入或不得進入他們的身體。夏沃的案件比較複雜，她無意識的時候，法院最終判決她不會想要依靠鼻胃管活著。整個國家有上萬個病人的生理機能必須依賴人工維持，家屬不知道病人想要什麼，也不知該向誰求助，讓病人不用再插管維生。病人完全依賴機構裡的專業人員，幫自己洗澡、換尿布、滾動身體預防褥瘡（如果專業人員夠好的話）。就像夏沃，他們對周遭環境和照護沒有意識，也不記得以前經歷過的生命。他們是人類生命的新範疇，但很少人同意會這樣還稱得上活著。

比爾某些情況和夏沃相似。在合法的情況下，相關單位出於自身的考量，強迫餵食他，貶低他的自主權，罔顧他不願進食的希求。夏沃的心願由她法定的醫療代理人、也就是她的丈夫表達出來。比爾大聲且清楚地對每個見到他的人說，他太太不想被強迫餵食。在二〇〇五年《史丹佛法律評論》（*Stanford Law*

Review）裡的文章〈克魯贊一案後的挑戰：囚犯絕食的個人意義與憲法問題〉（Testing Cruzan: Prisoners and the Constitutional Question of Self-Starvation）一文中，律師瑪拉・希爾佛（Mara Silver）列出討論幾個判例，討論美國受刑人的自主權。克魯贊和哈洛・格拉斯伯格（Harold Glucksberg）兩案都有明確判決。在格拉斯伯格案中，美國最高法院判定，協助死亡不合憲法，但還是引用克魯贊的案例，說明病人有權利接受或拒絕任何醫學治療。希爾佛寫道：「雖然如此，但只有少數幾個州法院無法接受強迫餵食。每個收到申請的各級聯邦法院都會認可對受刑人進行強迫餵食。」她的結論是，法院認為收容人的權利次於收容人的安全。典獄長需要向地方法院申請強迫餵食的命令，與法官也有交情。他們從來不曾證明絕食抗議會干擾到整個監所運作。典獄長提出另一個理由：預防自殺、保護生命是州政府的義務，法院也支持這個理由，然而，套用在死刑犯身上，又顯得莫名。獄方有權力、可以對犯人下命令，據此合法化自己的作為，把強迫餵食當作人道處置，是在替收容人著想。希爾佛寫道，罪犯所受的懲罰不是要去「做什麼」，而是「被關上一段時間」，所以把自己餓死就是剝奪那一段時間。

問題是，對照醫院和監獄兩個單位的強迫餵食，我們從中學到什麼？病人的自主權與知情同意於一九六〇與七〇年代在西化的國家發展。當時，女權與民權運動要對抗醫界的家長主義。一九七二年，媒體揭露，在塔斯基吉梅毒實驗（Tuskegee Syphilis Experiments）中，患有梅毒受試的病人，多半是貧窮的黑人佃農，但科學家只觀察他們的病況，卻不提供治療。女性缺乏知情同意也引起大眾警覺。當時病人可能一走進醫院切片檢查，就被全身麻醉，醒來後已被切除乳房。根據醫學倫理，醫界被迫承認這類不公不義的事件，不過沒人發起類似的運動去維護受刑人的自主權。

醫院與監獄這兩種機構都有宗教的根源。早期的醫院是教士與修女為照顧貧弱創辦。蘇利文（Winnifred Fallers Sullivan）在《監獄宗教：以宗教為基礎的改革與憲法》（*Prison Religion: Faith-Based Reform and the Constitution*）裡頭提到：「比起歐洲人慣用的殘忍肉體懲罰，監獄是較人道的替代懲罰方式，較符合基督教精神。」

她提到：「現代國家控制公民，想要塑造他們，強迫他們成為新的人，這是也許是它最具宗教色彩的時候。宗教、政治的權威和監獄的統治權，許多方面是一致的：國家／教會、法官／神、犯罪／原罪、囚犯／懺悔的人。」兩者都要求病人／受刑人改善現況、重生，依照單位的要求去做就是了。當今美國約百分之二十的醫院由宗教相關團體管理，就連非宗教醫院也雇用及服務各種宗教的人，幾乎每家醫院都有駐院牧師。因此，要移除醫院裡的宗教因素是不可能的。然而，道德與價值兩者有極大的差異，要承認這一點，我們要細心分辨，並從歷史來瞭解美國人道德觀的發展。佩卓（Anthony Petro）在著作《神發怒之後：愛滋病、性愛與美國宗教》（*After the Wrath of God : AIDS, Sexuality and American Religion*）寫道：「道德這個概念兼具宗教性與世俗性，也往往是兩者轉換的核心概念。與健康有關的各種道德主張更能說明這一點。」以醫院為例，院方提供醫療照護，也給病人關心與尊嚴。我們從此看到道德行為如何同時具備了世俗性與宗教性。

紐約大學藍戈尼醫學中心（Langone Medical Center）生物倫理科主任亞瑟・卡普蘭（Arthur Caplan）投書媒體，對強迫餵食科曼一事提出譴責。他說，這事令人想起英國一段備受爭議的歷史，首相柴契爾拒絕讓步，絕不接受鮑比・桑茲（Bobby Sands）等愛爾蘭共和軍提出的要求，後者因此絕食抗議至死。卡普蘭曾出席科曼的審訊，親自作證。

我請卡普蘭描述科曼，他說：「他很聰明，絕對讀過相關的資料和醫界倫理規範，還有所有關於泰莉・夏沃的文獻。他很清楚自己面臨的情況。」意思是，多年來，美國法院做過相關各種判例，但從來沒有運用在受刑人身上。我和卡普蘭碰面的時候，科曼又停止飲水了。他告訴我，醫護人員餵他一點點，讓他撐個幾天。科曼稱為「斷斷續續的酷刑」。「殘忍，」卡普蘭說：「他們就是要讓他倒下。如果你要餵他，就餵。如果你玩弄他……就是殘忍。」

我和卡普蘭談完幾天後遇到雅可布・阿佩爾（Jacob Appel），他是紐約西奈山醫院（Mount Sinai Hospital）的心理學家。他寫過一篇文章〈關塔那摩之外：康乃狄克的酷刑〉（Beyond Guantanamo: Torture Thrives in Connecticut）探討科曼的案例。他正要發表一篇論文，題名為〈再思強迫餵食：醫師參與美國監獄中止絕食抗議之法律與倫理面向〉（Rethinking Force Feeding: Legal and Ethical Aspects of Physician Participation in the Termination of Hunger Strikes in American Prisons），探討醫生參與強迫餵食的各種面向。阿佩爾認為，美國法院的錯誤在於把爭議的焦點放在兩造的矛盾上：一邊是以生命為賭注而絕食抗議的人，另一邊是幫助別人維持生病的人。一邊是病人的自主權，另一邊強調身體健康，以這種二分法看待絕食抗議是踩在錯誤的制高點上。他的結論是，面對絕食抗議的人，應該從絕食抗議的歷史宏觀地看待，「這是一種政治或社會抗爭方式，只會對抗議者本人造成長久的傷害，但不是歷史上常見的自殺行為，不需國家或醫療介入處理。」絕食抗議，本質上就是在表達言論自由。我們談話結束之際，阿佩爾說：「我想要補充一點，希望對你的研究有幫。我這輩子曾經幫一個不想要鼻胃管的人插管。道德上那不算過分的事，我們只是依照他早年表達過的心願，但實際上，那是我這輩子做過最不愉快的事。我永遠不會做第二次，就算有人要求，我也不會答應。」

像卡普蘭、阿佩爾這樣的醫學倫理學家，以及包括美國在內各國的醫生、醫學組織紛紛認為，把橡膠管插入絕食抗議者的鼻孔進行餵食是種折磨。二〇〇六年，一個由兩百五十名各國醫生組成的團體在英國醫學期刊《刺胳針》發表一封公開信，譴責關塔那摩獄方的強迫餵食行為。他們寫道：「面對絕食抗議者，醫生的基本責任是認同受刑人有權利拒絕治療。」這些醫生呼籲美國醫學協會（American Medical Association）懲處參與餵食的醫護人員。軍方也該譴責。在招募爾塔那摩的健康照護工作人員時，軍方有進行篩選，確保他們對「協助餵食」不會感到良心不安。

二〇一四年一月，我開車到康乃狄克參加科曼的審訊。他的刑期早就結束了，但獄方要將他列入全國性侵犯名單，他拒絕簽名同意，於是又被關了五年。他拒絕，因為他不想以有罪的身分離開；他拒絕，因為他說自己不是性侵犯。我在大雨之中從布魯克林開車五個小時往北到康乃狄克。我很緊張，和比爾固定通信、通話好幾個月，這是我第一次和他見面。在法庭裡，一個案子審過一個，一位法警向我走來，盯著我的筆記本和筆良久，問我來找誰。我告訴他，於是他離開房間。回來後，他告訴我，科曼「人在法院裡」，但這個案件要延期再審。「妳看就知道，他們還在盤算該怎麼辦。」科曼隔週寫信給我。他的偏執具有傳染力。

我始終沒有和比爾碰面。二〇一四年六月他被遣送回鄉，從美國的監獄回到英國的醫院。我們最後一次在臉書聊天的時候，他和手足南蒂住在一起。從網路上的個人照看來，他臉色還是蒼白，但臉頰稍微豐滿了一點。他手裡拿著一杯泡沫濃厚的健力士啤酒微笑。我可能永遠無法知道比爾到底有罪還是無罪，只知道他在康乃狄克的監獄服刑超過八年，罪名是強暴妻子。待在那裡絕大部分的時間，他都被獄方強迫餵食。對世界上大多數的人而言，不管收容人有罪或無罪，那肯定都是一項酷刑。

泰莉・夏沃的死特別令我感到悲傷。二〇〇五年春天，媒體瘋狂追逐這療新聞。當時我父親的健康狀況持續走下坡，已經無能為力對付非霍奇金氏淋巴瘤，於是我們復活節回家團圓的時候，他告訴我們想談談遺囑一事。那一年的復活節較早，三月底就到。我們慶祝節日，準備了碎火腿和亞米許燉湯，這是我們門諾家庭的傳統。當天我們還把高齡九十五歲的祖父從蘭開斯特門諾老人之家接過來。揮手和姑姑、叔伯、堂親說再見，收拾完畢後，爸爸要我們坐下討論他的遺囑。他從牛皮信封拿出一疊紙。我們身後的電視正播放新聞，記者訪問反對拔除夏沃鼻胃管的人。爸爸說想火化，並交代他實際有多少財產、現在所在的房子該怎麼處理等等。電視裡，保守黨的議員和代表激動地為夏沃的生命求情，我們則在房裡啜泣、擁抱彼此，不再壓抑悲傷。兩天後祖父過世了。家人在他的葬禮上再度相聚。紀念禮拜進行的時候，父親坐在我身旁的長椅，我看著他，知道不久之後就會輪到我。

一九九〇年二月某天早晨，夏沃在自家廚房倒下。她停止呼吸超過四分鐘。這麼長的時間，病人能否恢復，醫生通常不太樂觀。她的丈夫發現後打電話叫救護車。緊急救護員趕到後，他們恢復她的心跳和呼吸，緊急送往附近的醫院，也就是後來幫她裝上鼻胃管的醫院。經過好幾年，泰莉的丈夫和娘家辛得勒一直照顧她，希望各種治療能夠恢復她的意識。但最終，麥克．夏沃接受他的妻子不會康復了。但她的家人是羅馬天主教徒，不願放棄。當麥克開始尋找合法的方式拔掉泰莉的鼻胃管，辛得勒一家便與他漸行漸遠。

他們決裂之後開始一連串法律、政治、醫學和個人的惡夢。麥克身為妻子的法定監護人，向地方法院提出人證事證，證明她不會想要這樣。二〇〇一年，地方法院許可麥克拔掉泰莉的鼻胃管。鼻胃管拔掉了，但是兩天之後，辛得勒一家上訴，表示：「泰莉是虔誠的羅馬天主教徒，絕不想違背教義去執行安樂死，不會拒絕輸入養分和水分。」鼻胃管又被裝回去。

二〇〇三年，麥克再度得到法院許可，拔掉妻子的鼻胃管。當裁決仍在上訴的時候，辛得勒一家找來反墮胎運動組織「救援行動」（Operation Rescue）的發起人藍道・泰瑞（Randall Terry）來幫忙。救援行動的成員為宣揚主張，經常策動抗議並獲得媒體注意。如果法院不幫助他們，就乾脆訴諸社會大眾。泰瑞在泰莉・夏沃住的安寧療養院外安排工作人員輪班抗議，並對佛羅里達州長傑布・布希（Jeb Bush）施壓。傑布・布希是護生派的共和黨員，也是時任總統的弟弟。二〇〇三年十月十九日星期天晚上，州長布希召開臨時立法會議，隔天下午無異議通過「泰莉條款」（Terri's Law），等同於推翻法院的判決。兩個鐘頭後，安寧療養院就接到重新插上鼻胃管的命令。一直照護泰莉的醫生情願辭職也不照辦，療養院只好派另一個醫生執行這道命令。

但在二〇〇四年，佛羅里達高等法院推翻「泰莉條款」，裁定它違憲。州長布希試圖上訴，但美國最高法院拒絕審理。佛羅里達地方法官喬治・格里爾（George Greer）決定最終拔管日期：三月十八日下午一點。毫無其他選擇的情況下，辛得勒一家和州長與其他高官見面。科爾比在《拔掉插頭》中寫道，他們召集反墮胎的國會議員，由眾議院多數黨領袖湯姆・迪雷（Tom Delay）帶頭，試圖通過其他法案，「將夏沃的案件移至聯邦法院」，也就是繞過格里爾的管轄範圍。多數的國會議員都回家過復活節了，沒回去的議員在三月十八日星期五上午決定發出傳票「請聯邦法院保護泰莉・夏沃」。但一週後，法官格里爾召開會議，告訴國會議員，他們對此案並無管轄權：「我的命令仍然有效。」

一小時後，泰莉的鼻胃管再次被拔掉。科爾比寫道：「國會議員召開少見的參議院星期六夜間會議，但只有三位議員參加：參議院多數黨領袖福斯特（Bill Frist）、佛羅里達州的馬汀尼斯（Mel Martinez）以及維吉尼亞州的華納（John Warner）。福斯特議員表示：『在現有法律下，我們會盡快找到辦法，再給泰莉・夏沃一次機會。』」隔天棕樹主日，為了使「使泰莉莎・瑪麗・夏沃的父母放心」，眾議院與參議院召開緊急會議討論新的立法提案。參議院無異議通過該法，稱此為棕樹主日的和解（Palm Sunday Compromise），但是眾議院八位民主黨黨員擋下此案，質疑週末立法的效力，要求國會領袖們等一等，午夜過後才能通過此法。總統小布希得知法案的進度，當天取消假期回到華盛頓準備簽署。

根據CNN的文字紀錄，星期天晚上在眾議院，迪雷站起來發言：「這位佛羅里達的年輕女性正受脫水所苦，快要餓死了。整整五十八小時，她的嘴巴乾枯，受到飢餓的痛苦襲擊。如果我們不採取行動，她就會渴死。不管希望多麼渺茫，議長，她還活著。她是我們的同胞，我們絕不能忍受看她受苦。泰莉・夏沃撐過了受難週的週末。她還沒有被拋棄。不用討論了，議長，她在等我們。議員都在這裡，時間到了，議長請大家投票吧！」凌晨十二點四十一分，法案通過，總統布希於凌晨一點十一分簽名公布。但再一次，聯邦和佛羅里達地區法官拒絕承認其效力，議員提出上訴也被駁回。這個倉促擬定、經過激烈辯論的新法案，在佛羅里達沒有通過。州長布希警告，他將透過兒服部（Department of Children and Families）的行政命令取得夏沃的監護權。辛得勒一家的律師、也是天主教法律協會（Christian Law Association）的會長大衛・吉伯斯（David Gibbs）稱麥克・夏沃是「殺人兇手」。辛得勒一方陸續提起許多訴訟，但都被駁回。保守派群眾到安寧療養院前抗議，指責員工是「納粹」、「懦夫」、「殺人兇手」。法官格里爾隨時得穿防彈背心，太太還收到一個包裹，裡面裝著枯萎的花，附上一張卡片寫著：「缺水、沒有養分」。在辛得勒一家的要求下，黑人民權領袖傑西・傑克遜（Reverend Jesse Jackson）飛到佛羅里達。全國護生宗教理事會（National Pro-Life Religious Council）的主席弗蘭克・帕沃（Frank Pavone）神父也來了，陪著泰莉的手足巴比和蘇珊，最後一次去看他們的姊妹。泰莉・夏沃於三月三十一日過世，拔掉鼻胃管後第十三天。

對天主教會來說，昆蘭和克魯贊的案例是悲劇，但夏沃的死是警訊，他們必須採取行動反制這種風潮。從教會的角度來看，包括奧勒岡近日通過的協助死亡合法化，跟拔掉夏沃的鼻胃管一樣，都是「安樂死」，會削弱教會在臨終議題上的發言權與影響力。身為美國第二大的健康照護提供者（退伍軍人協會是第一大），教會領袖發現自己的權威正受美國司法體系挑戰。泰莉的父母羅伯特與瑪麗、手足巴比與蘇珊，他們都覺得泰莉還不到生命末期，只要接受適當照顧，就可以長久健康地活下去。他們堅持，當時她還有意識，也認得他們。巴比・辛得勒從此之後逢人便說，他姊姊是被州政府殺死的。

泰莉死後的解剖報告明確證明她沒有感覺痛的能力；腦傷多年後，已經萎縮到剩下一部分的腦幹。

泰莉死後，守靈之際，辛得勒一家成立「泰莉・夏沃生命與希望聯絡網」（Terri Schiavo Life & Hope Network），準備幫助有類似處境的家人，阻止無意識病人的呼吸器與鼻胃管遭到撤除。這個聯絡網藉由電子郵件招募會員與募款，引介家屬把病人帶到某些健康照護機構。這些機構認同的的看法，反對撤除維生系統，除非心跳停止，否則不應撤除，哪怕要以人工維持心跳也行。幾年下來，聯絡網在幾件有名的醫療倫理爭議案中扮演要角。

其中一例是二〇一四年八月發生的。聯絡網寄募款信到我家，準備要為一位年輕的女性進行訴訟。這位女性的名字一直沒被公開。二〇一四年四月，巴比・辛得勒接受天主教網站 RenewAmerica 的麥特・阿伯特（Matt C. Abbott）訪問時，有重提這個案例。這位女性氣喘發作導致心跳停止，最後被診斷為腦死，大腦所有區域都停止功能運作。那位女士的父母要求撤除呼吸器，但她年輕的未婚夫找上生命與希望聯絡網，因為他很確定她正在好轉。然而呼吸器還是被撤除了。她繼續呼吸，並接上鼻胃管。募款信的作者是聯絡網的會長巴比・辛得勒，信中可以看出這個組織的政治目標：

又是一個例子證明，每天都有人被安樂死。正是有這種案例，泰莉的生命與希望聯絡網才必須存在，所以您的支持非常重要。但事實上，令人感傷的是，即使我們成立快十年，仍不斷看見，越來越多醫院只在乎自身的利益，勝過關心病人的權利。尤其在歐巴馬健保的主導下，相關單位只會對健康照護體系設下重重的限制。

生命與希望聯絡網的中心信條是，在整個死亡文化上，國家可說是幕後主導的黑手。平價醫療法（又稱歐巴馬健保）上路後，醫院和法院允許病人撤除維生系統，相關法律也偏向讓病人做主。像我們這些要全力保護生命的人，反而被施加龐大的社會壓力。這種情況必須停止。聯絡網主張，在政治影響下，美國人背棄了傳統的道德精神與立國原則。原本我們對最弱勢族群的責任感也因此被削弱，可稱得上是道德敗壞。

第六章　微小但重要的少數人

「本人宣誓效忠美利堅合眾國國旗及所代表之共和國，上帝之下，不可分裂之國家，全民皆享之自由平等，遍及出生與未出生者。」二〇〇九年十月，在斯克蘭頓（Scranton）希爾頓飯店及會議中心舉辦的賓州護生協會（Pro-life Federation）年度大會開始正式開始。最後一句「出生與未出生者皆得保障」不該令我措手不及，但我的確有點嚇到。我付費參加這個會議，前來觀察這個主要由福音派基督教和天主教組成的團體。這個團體全新且堅定地挑戰當前盛行的觀念：公民權、愛國主義、個人權利、隱私和生命。他們深深擔憂自己的運動與理念發展受到阻礙，不過還是把被社會迫害當成榮譽和救贖，繼而證明自己是對的。主持人一開場就大力反駁外界的批評，嘲弄不乖的國會議員、律師，當然還有女人。

就像賓州許多以製造業為主的城市，斯克蘭頓現在也得靠奇蹟才能活過來。那天早上，我開車經過冷清的街道，蕭條的市中心覆滿鄉間落葉。斯克蘭頓的人口在一九三〇年達到高峰，有十四萬三千人，一九七〇年代中期開始下降，失業率約在百分之八、九上下。今日人口七萬五千，拉丁裔、亞裔與黑人居民越來越多。這個城市、甚至整個州的公共事務都充滿懷舊的氣息。會議名稱為「點亮電光之城的生命之路」，大會官方顯然想喚起斯克蘭頓在十九世紀末期的光景。當時路燈沿著街道整齊安裝，全國第一輛電車就行駛在光亮的街道上。反同婚、反墮胎、反安樂死的文化保守團體總是在讚頌光輝年代。當時「傳統」的家庭成員互相照顧，家庭的角色清楚依性別劃分，就如父親是家中唯一個經濟支柱。就算有新住民搬來，也都是同一種族，人們的一舉一動與是非對錯都接受地方教會的指引。緬懷美好的時光、拯救衰退的文化，這類想法在斯克蘭頓這樣的地方更能獲得共鳴。不過，整個城市的地貌和歷史來看，在在證明國家發展走錯路了。

「賓州就是護生的大本營！」郡長蒙查克（A. J. Munchak）在台上宣布。蒙查克是護生派人士，是賓州土生主長的波蘭裔政治家。他一開場，就強力譴責數位地方官員，因為他們拒絕出席今天場合發表演說。「我從不用『胚胎』這一詞，」蒙查克說：「我都說肚子裡的是『寶寶』。」現場大約三百名聽眾，不約而同發出發出俏皮的讚嘆聲，接著鼓掌。蒙查克之後上台的是護生協會賓州的執行長麥克・希區丘波（Michael Ciccocioppo），他是家中老大，底下有十五個兄弟姊妹。他對聽眾說，「我們」正被一種文化攻擊，那些人想要屠殺這個國家最脆弱的公民。為了強調這一點，他還提醒，大家隨時要戴著識別證，提防外人混進來抗議，擾亂會議進程。

我從飯店大門走進眼花撩亂的展場，憑著識別證，與會人士都熱烈、甚至奉承地歡迎我。我在宴會廳外走了一圈，看見老人索取傳單，上面教你如何在地方報紙發表讀者投書。現場有人發送學生撰寫的反墮胎得獎文章，還有各種彷彿兇案現場的海報文宣，上頭有墮胎後的血淋淋的胚胎照片。此外還有小冊子，內容譴責令人墮落的保險套，極力反對婚前性行為（總之，不是以繁衍為目的的性行為都不行），當然也反對安樂死。飯店大廳中央立著巨大的卡通造型黃色嬰兒塑像，那是由紙漿製成的，一條彎曲的臍帶從他的肚子延伸出來（並不是連接到一個母親，而是圍成一個圈）。嬰兒名叫「未出生的岸伯特」（Umbert the

Unborn）。岸伯特是蓋瑞・康傑米（Gary Cangemi）創造的知名卡通人物。康傑米的網站如此描述：「世界上最可愛的、還沒出生的寶寶。」漫畫裡，岸伯特住在紫色的圓圈裡，那代表母親的「子宮」。今天一米五高的岸伯特不在子宮，整個希爾頓的大廳彷彿就是保護他的子宮。現場還有販賣T恤及保險桿貼紙，寫著「我支持女性出生的權利」、「子宮是聯邦保護的濕地」。對這些人來說，女人的身體是國家資源，應該受到聯邦管轄。

我瞄到桌上一顆紅褐色的馬鈴薯，形狀就像個胚胎，刷洗乾淨，放在藍色的布上，可愛極了。我猜那是個象徵（或警告），墮胎就像挖出那個馬鈴薯。我在宴會廳的入口停下腳步，看著一幅描繪泰莉・夏沃的油畫，名為《新娘》（*The Bride*）。就像聖經所說的基督的新婦，她身上的白色禮服如海浪捲起，年輕、稚嫩的臉上有一抹神聖安詳的微笑。她優雅地拿著銅色的十字架，看起來還沒被她的丈夫陷害，或說謀殺。這個團體的人都認為，她的丈夫是一個罪人，也是殺人犯。禮服的蕾絲從手腕延伸到脖子。在明尼蘇達聖保羅研讀神學與藝術的艾瑞克・曼蘇伯（Eric Menzhuber）創作這幅二十五乘以三十六吋的《新娘》。泰莉死後，和平方濟各兄弟會（Franciscan Brothers of Peace）委託他為夏沃一家而作。

曼蘇伯在他的網站寫道：「十字架取代鮮花，象徵她在天堂新的生命與喜悅。」

從繁忙的都市到遼闊的鄉間，從共和黨到民主黨的選區（還包括中間選民地帶），賓州護生協會對於全州的影響實難估計。這個組織自認為有五十個郡分部（全州有六十七個郡），但會員人數很難查明。在協會的專業訓練下，支持者會參與政治活動、聯絡議員和州代表、寫信給相關人士、成立部落格、使用臉書、打電話、深入地方教會和老人社區。許多會者彼此認識，和鄰居坐在一起、聊八卦、分享兒孫的照片。他們不把自己當成社運人士，而是社區的一分子，為彼此及鍾愛的國家貢獻心力。除了訓練課程外，協會廣發傳單，派代表四處奔走，並掌握大批的公關聯絡人，於是組織越來越嚴密、政治運動版圖越來越大，甚至指導教會如何支持政治候選人但不會影響到非營利組織的減稅資格。此外，會員間有緊密的電話聯絡網，可隨時動員志工。

希區丘波身材高大、面貌整潔、服裝講究，是個演講高手。他身穿量身訂做的條紋西裝，看起來就像開明專制的領導人兼務實的銀行家。任何一則平凡的新聞，在他的巧妙詮釋下，可以展現出愛國主義、例外主義、政治保守主義的色彩，加深聽眾的道德信念。藉此，他大聲疾呼，悲慘又敗壞的「死亡文化」一步步逼近，個人與全國將陷入重大危機。護生協會志在避免危機擴大，雖然那些「危機」反倒能證明協會某些作法太瘋狂了。二〇一三年五月十三日，克米特·戈斯內爾（Kermit Gosnell）醫生在賓州執行墮胎，但因為殺害三名墮胎之後仍活著的嬰兒而被起訴。二〇一三年五月十三日，希區丘波透過史蒂芬·厄特爾（Steven Ertelt）在《美國生命權協會新聞》（*National Right to Life News*）發表聲明：「為了幫戈斯內爾的受害者出一口氣，我們千萬不要忘記，幾十年來，就是政府在縱容這些囂張、不顧生命的行為。希望未來的從政者不會再阻擾我們，讓我們全力去保護女人與新生兒的健康與安全。」他稱讚賓州州長湯姆·科比特（Tom Corbett）的議會「確保墮胎診所受到的規範和大醫院相同」。許多生育權的社運人士認為這項法案有爭議，事實上它設下重重限制，讓多數合乎倫理的照護人員不能做事，讓女性同胞難以享有應有的照護。這項法律的立法者錯將戈斯內爾的行為視為常態，將一般安全的墮胎程序等同侵入性的高風險手術。

希區丘波接著寫到：「在羅伊訴韋德案（Roe v. Wade）中，最高法院的判決導致悲劇性的後果。法官鼓勵人墮胎，才會有戈斯內爾的慘案。這是我們能盡的最大努力。為了紀念戈斯內爾的受害者，該是再次檢視羅案的時候。」雖然倡議生育權的社運人士同樣譴責戈斯內爾的作為，仍有許多像希區丘波這樣的人，將戈斯內爾視為戴著「合法墮胎」面具的殺人兇手。

賓州的護士芭芭拉・曼奇尼（Barbara Mancini）因為協助她父親自殺而被逮捕起訴。希區丘波以案例再度證明社會墮落了，邪惡的外力將危害所有人。曼奇尼的父親喬・尤蕭（Joe Yourshaw）當時九十三歲，在家接受安寧療護。他死得緩慢、漫長且痛苦。他要女兒給他一瓶嗎啡。她給了，而安寧療養院的護士來的時候，曼奇尼告訴護士這件事。那位護士以犯罪行為舉發她，於是曼奇尼被捕。慈悲與選擇的成員集資幫她打官司。希區丘波告訴《愛國者新聞》（*Patriot-News*）的記者維克斯（Robert J. Vickers）：「他們把矛盾對準賓州，唯一的理由就是以為我們很好欺負。」「他們真正想要的是，州總檢察長肯恩（Kathleen Kane）再做一次在婚姻法爭議中所做的事情。」州政府有打算禁止同性婚姻，但肯恩拒絕為其辯護。希區丘波說：「他們的盤算是，讓她用同樣的方式處理協助自殺，此後就可以在這裡大肆宣傳安樂死，乃至全國。」曼奇尼一案子之後被賓州的郡法官駁回。

教會人士把所有「看不下去」的行為都丟進同一個大鍋，說它們不合神的旨意，也不合美國精神。希區丘波把同性婚姻、協助死亡以及墮胎扯在一起，許多不熟悉他們主張的人應該會很迷惘。只要你不遵守某些特定價值觀，就會被打成同一批人，這種作法歷久不衰，雖然那些只是教會人士發思古幽情自以為的「傳統」價值觀。佩卓在著作《神發怒之後》當中，告訴我們基督教福音派如何以自己的道德觀為依據，長期阻撓圈子以外的人取得州和聯邦的資源，也時不時挑戰法律。佩卓寫道：「政府有權賦予或收回公民權，或只給一部分權利，社會邊緣人經常受到這些待遇。」。

為了把他們眼中的道德行為置入公共衛生政策、法律及政府義務，希區丘波援用七〇與八〇年代常見的說詞：「美國是敬神的國家，那些不信我們上帝、不順從祂律法的人都是不守法的人，不是美國人，甚至可說是叛國賊。只要不符合那些道德標準，就是不正常、離經叛道、有病的人。這些人的行為天理難容，會危害我們社會中最弱勢的一群人。」當中弱勢族群指的是老人、懷中胎兒與兒童，而天理難容的這些人正是女同志、男同志、雙性戀者、跨性別與酷兒。佩卓寫道，「有道德的人才有公民權」，在這樣意識型態下，希爾頓飯店的每個人都有權改變宣誓效忠美國的誓詞。他們自認為有道德高位，可以要求法律不要把權利賦予懷孕婦女、同性伴侶和協助死亡推動者。包含這些團體在內，所有不支持護生、「家庭價值」的團體，都不屬於希區波丘等人心中真正的美國，也不配有權利與法律地位。

「最弱勢的族群正被墮落的文化攻擊」，會員都很熟悉這句台詞。出於基本教義派的神學原則，許多組織成功地墮胎、同性婚姻與安樂死議題綁在一起，視為護生派的共同敵人。雖然如此，支持不同權利的各派社運人士依然堅守自己陣營，不願或無法將所有議題納入同一個大範圍的工作目標。女性主義者有自己的仗要打，生育權、LGBTQ、身障權益、協助死亡等不同的運動組織也有自己得守護的領土，要找出更廣的意識型態交集點，針對病人權利或道德權利有共同立場，似乎不太可能。〈效忠宣誓〉多了一句「遍及出生與未出生者」，也許我是在場唯一感到訝異的人。我萬萬沒想到，開國以來，對國旗與共和的忠誠」還有別的條件，也又就是說，若不認同希爾頓飯店裡鄉親的看法，就不能宣誓。這種限制帶有分離主義的色彩，宣誓詞不再是一體適用。希區丘波莊重地帶領我們朗讀更新的誓詞，就像牧師帶領禱告。

一九七三年，羅伊訴韋德案的判決成立後，破天荒頭一遭，天主教與基督教的領袖成立聯盟。他們得一起抵抗一九六〇年代末至七〇年代初期的政治解放。俗話說敵人的敵人就是朋友，雙方都擔心上教會作禮拜的人越來越少、同性核心家庭越來越多，所以要成立「神聖的聯盟」，攜手重振「傳統價值」。佩卓寫道：「他們在政治與文化上重新站在同一陣線，還有助於消弭，基督教、天主教與猶太教的分界。就墮胎、婚前性行為、節育、離婚與同性戀等重大議題而言，你的政治立場與道德觀才是關鍵，宗教認同就沒那麼重要。」聯盟成立後，地方教會網絡就串聯起來。有的牧師自願發揮影響力，對國會議員施壓。有些人發揮國際影響力，在海外推行衛生工作時就不提供保險套與墮胎管道。教會還經營媒體帝國，除了成立三一電視台（Trinity Broadcasting Network），還棒紅吉姆・貝克（Jim Bakker）與歐若・羅伯茲（Oral Roberts）等著名電視佈道家。在美國原有的宗教狂熱基礎上，聯盟的成果蒸蒸日上。七〇年代後，各式各樣的團體崛起又衰敗，基督教右派勢力起伏消長。政治研究協會（Political Research Associates）的資深研究員兼記者弗德里克・克拉克森（Frederick Clarkson），二〇一三年在協會網站上發表文章。他一路回顧，從一九七九年傑里・福爾韋爾

（Jerry Falwell）成立道德多數協會（Moral Majority）到一九八九年帕特・羅伯遜（Pat Robertson）的基督教聯盟（Christian Coalition）。「他們的政治動員非常成功，對政治不感興趣的宗教保守人士都出來投票，投了票之後變成社會運動者，搞了社會運動後變成候選人，逐步走入美國政治，成為它重重結構的一部分。共和黨內這種現象特別明顯。」

克拉克森又寫道，這些團體的成就並非在於影響了多少位有權力的政治家。「事實上，他們最大成功都在一般人的焦點外：建立組織，培育年輕的保守派，鼓勵他們將保守的觀念實現為公共政策。」二〇〇九年，天主教與基督教的保守派領袖簽署曼哈頓宣言（Manhattan Declaration），宣布：「我們是團結一致的基督徒，為了捍衛我們的權利，共同跨越歷史上的教派之分。更重要的是，這一切是為了堅守義務，要以行動和語言保衛真理。我們對彼此宣誓，對教徒宣誓：世界上沒有任何權力，無論文化或政治的，可以威嚇我們，迫使我們默認且順從。」（全文請見 manhattandeclaration.org）。從宣言的理論架構來看，墮胎合法化是一切敗壞的核心，同性婚姻、避孕、幹細胞研究以及安樂死等爭議由此延伸而出。不過，從美國「宗教自由」不斷改變的定義，我們就可以發現阻止這些

「敗壞行為」是不對的。

克拉克森認為，這些團體人士預設一個觀念：「那些支持生育權或婚姻平權的人，不是無宗教信仰就是反對宗教信仰，因此打算踐踏其他人的宗教自由。」如此一來，他們拿「宗教自由」當擋箭牌，捍衛自己宗教觀念下的現存威權，犧牲其他人不同的世界觀與權利。只要有人不同意某個特定觀念架構，這些人就拿出宗教自由大旗，控訴別人錯誤、墮落、敗壞、偏差。

先不論實際情況如何，就理論上來看，早期宗教自由的核心概念旨在保護個人信仰，防止各種威權主宰人民的信仰。但克拉克森接著寫道：

簽署曼哈頓宣言的人把自己當成愛國者和社會正義的戰士，宣稱要以美國獨立的傳統精神挑戰「暴君」。雖然對這些團體來說，打著獨立革命的名號不是第一次，也沒什麼特別。但是，基督教右派的諸位領袖如何看待這些衝突的本質，就會導致此宣言的嚴重性升高。他們的結論是：「屬於凱撒的我們一定還給凱薩，但屬於神的我們絕不會給他。」

曼哈頓宣言及其簽署者重新詮釋宗教自由，頑固地死守刻板或理想的宗教理念，認為自己的道德價值天經地義、優越過人。在當今存在多種宗教觀與道德觀、越來越多元的國家，護生協會肆無忌憚，只想塑造符合自己信仰的法律與權力體系，左右全國輿論。

當然，全國有無數基督教派支持個人權利與醫療自主權。同樣地，簽署宣言的教派中，也有無數成員不聽領袖的話，承認各種公民權利。然而事實上，與右派宗教人士相比，左派宗教人士在規模、資金、政治影響力上，都顯得捉襟見肘。

目前許多州已通過同性婚姻立法，護生協會無法扭轉羅伊訴韋德案的效應。越來越多民眾贊成協助死亡合法，樂見它在幾個州能實現。民調顯示，美國人正快速脫離宗教的掌控。從以上諸多發展來看，不禁讓人覺得，過去帶有道德色彩並塑造文化的宗教已經過了全盛時期。然而人們卻還是用道德檢視法律，特別是與公共衛生相關的，沒跟上宗教或其他方面的多元性發展。

希區丘波為宴會廳裡灰髮蒼蒼的觀眾介紹前「世俗」電視台的記者——

咄咄逼人的特麗莎・托米歐（Teresa Tomeo）。特麗莎主持的「天主教連線」（Catholic Connection）在全國兩百個天主教廣播電台同步播出。她認為自己專長剖析媒體如何敗壞年輕女人，著有《終極整形：不隨波逐流，耶穌是最棒的整形醫師》（*Extreme Makeover: Women Transformed by Christ, Not Conformed to the Culture*）、《噪音：被文化滲透的媒體如何主宰生命與拆散家庭》（*Noise: How Our Media Saturated Culture Dominates Lives and Dismantles Families*）。特米歐是個嬌小精悍的女人，頂著深色的短髮。她在希爾頓演講的題目是「奪回主導權」，整場聽下來，感覺像在參加教會的儀式，見證某人剛加入教會社群、分享重生的過程。她回顧自己世俗的成功人生，擁有財富、眾人的讚美與自信驕傲，成為天主教徒後，也得到重生的經驗。她熱中分享信仰，教育他人真理，並不時公開指責媒體的墮落。她要從自私剛愎的女人手中奪回女性主義，注入神的戒律。

大衛・普倫蒂斯（David Prentice）是生命科學家庭研究協會（Life Sciences at Family Research Council）的資深研究員。生命科學家庭研究會是個保守組織，總部位於華盛頓特區，成立宗旨為「讓公共政策充滿更多信仰、家庭、自由以及基督教的世界觀與文化」。他播放投影片，向觀眾說明幹細胞研究是「大屠殺」。

那些胚胎不會治療癌症，卻他們可能是下一個愛因斯坦、下一個巴哈、下一個金恩博士。這些未來的天才還在科學家試管裡、還是一小點時，就被殺掉了。全場鼓掌。幾年後我訪問普倫蒂斯，談到一件幹細胞的醜聞。在一篇充滿敵意的文章中，作者表示，梵諦岡投入上百萬美元研究成人幹細胞，宣稱要以「非常小的類胚胎細胞」（very small embryonic-like cells，簡稱VAEL）取代胚胎幹細胞。進行這項研究的科學家雷德查克（Mariusz Ratajczak）後來被一群世俗的科學家揭發不實情事。訪問時，普倫蒂斯信誓旦旦地提起此案，並巧妙地加上科學論調。他在印第安那州立大學擔任研究員時，發現幹細胞不是萬一的解藥，沒有治療效果。「現實生活裡，人們重拾健康是因為自己的幹細胞發揮功效。」他如此說道，雖然這個結論頗具爭議且未經科學證實。他還說，主流科學界不同意這個看法，因為那牽涉到金錢利益與在學界的聲望。若沒有同儕的認同，就不足以被稱為專家。「學界山頭林立，各派都拼命排除異己，特別是基督教的聲音。媒體是科學界的僕人，不願報導其他可以不傷害胚胎的辦法。「倫理學應該在公共政策裡佔有一席之地。」當然他指的是基督教倫理學。

世俗人士竄奪教會地位、否定合乎倫理的道德觀與真理，出於這個想法，泰莉・夏沃的弟弟巴比・辛得勒將自己塑造成護生派的宣傳大將。我受到斯克蘭頓去參加協會的年會，就是受到辛得勒演講的吸引。二〇〇〇年，距離泰莉去世前五年，辛得勒一家成立非營利的泰莉・辛得勒・夏沃基金會。根據二〇〇五年《聖彼得堡時報》（*St Petersburg Times*）記者諾格倫（Stephen Nohlgren）與祖科（Tom Zucco）的報導，基金會向州政府呈報自己的成立宗旨是：「首先，盡一切辦法避免泰莉死去。有類似情況者，提供相關的醫療、復健、照護與神經檢查等費用。提升公共意識，宣導法定監護人、忠實婚姻、臨終相關法律的重要性。為家長爭取更多的權利。」簡單來說，基金會希望顛覆現有的法律體系，建立醫學倫理。之所以會談到忠實的婚姻，則是因為泰莉昏倒但還沒去世之前，泰莉的丈夫麥克和另一名女性交往多年。二〇〇五年五月二十一日，泰莉死前幾天，帕沃斯（Doug Powers）在保守派的世界新聞網（WorldNetDaily）上寫了這段話：「泰莉的丈夫暨『監護人』麥克・夏沃要拔除她的鼻胃管，這個舉動跟殺了別人肚子裡快生出來的女兒沒兩樣。就和許多墮胎的人一樣，純粹只是要滿足個人自私的欲望。」

泰莉死後，辛得勒一家將組織名稱改為泰莉・夏沃生命與希望聯絡網。根據網站說明，基金會的新任務變成「發展全國網絡，為依賴維生系統的人、行動不便的人以及生命受到威脅之無行為能力者提供資源與支持。」透過聯絡網，他們集合理念一致的醫生、律師、護士以及願意幫助案主的機構。泰莉的姊姊蘇珊與巴比負責財務、泰莉的母親瑪麗是秘書、而父親羅伯特是會長。二〇〇九年，我前往斯克蘭頓之前幾個月，羅伯特過世了。巴比接下會長一職。巴比是姊姊永遠守護者，一直沒有走出姊姊過世的傷痛，他繼承父親的志業，雖不得已仍孜孜不倦。他見證這些「屠殺」行為，決定承擔嚴重失能者的照顧責任。這個寂寞（未婚）的十字軍，在荒蕪之中聆聽絕望者的聲音。

我提早結束午餐，回到座位等待巴比演講開始。我看到他在附近和兩個女人說話，她們聽得興高采烈，身體向前靠近巴比。她們打扮類似，穿著長裙、粉色的外套和端莊的鞋子。他離開後，兩個女人在原地雀躍，因為和他交談而興奮不已。巴比走向舞台，四周擺滿橘色、黃色、酒紅色的菊花，一位修女遞給他一個包裝精美的小禮物。現場響起如雷的掌聲。他把禮物放在講台上，盯著禮物，直到安靜無聲。巴比看起來既傷心又疲倦。他身上的褐色西裝太大，袖口和褲管擺動著。他是個瘦小英俊的男人，五官立體，頭髮和眼珠的顏色偏深，眉毛濃密。

巴比不需要看稿，便開始回顧他姊姊最後的幾年充滿痛苦的死亡過程，打官司、找醫生替他們作證發聲，但最後，可怕的法院決定拔除泰莉的鼻胃管。泰莉聯絡網的網址為「泰莉的奮鬥」（terrisfight.org），其實那也是巴比的奮鬥。巴比告訴我們，經過那些年，他重新發現自己的信仰。她的死亡就是他的見證，他重生為神的忠僕，永遠感激姊姊將童年的信仰帶回給他。他告訴聽眾，父親過世時，他知道那是她為了拯救泰莉，不讓她被殺害，才會倒下。「我們只是希望在我姊姊自然死亡之前有機會照顧她。」他說：「我們無條件愛她，也知道她也愛我們。」

我為這個家庭感到難過，我能體會他們的悲傷，也佩服他們的努力，但是巴比描述的這種愛，我聽起來有點恐怖。辛得勒一家將自己的欲望投射在女兒身上。泰莉不算真的活著，但在辛得勒一家心中，她是個戰士，堅信原生教會的信仰，效忠全家遵循的信條。他們相信，她的想法也重要，也應該會同意他們的做法，從更廣的角度來看，就是同意天主教會的立場。泰莉死的時候，已失去意識多年，幾乎沒有參與我們的生活與世間事。在醫學進步下，泰莉從自家廚房被移到醫院病床。但比起辛得勒一家反對的醫療手段，如避孕和墮胎，心肺復甦、呼吸器還有讓她臥床超過十年的鼻胃管，它們並沒有比較先進或「自然」。「從受孕到自然死亡」的「自然」，現在已不再有任何意義，不過是基於身體功能的科學研究項目之一。而泰莉．夏沃生命與希望聯絡網的「希望」，是超越希望的希望，是辛得勒一家相信神感受到他們的請求而示現的奇蹟，直到國家終止了這一切。儘管外人看來像是在否定現實，但希望支持著他們，只不過，「支持」泰莉的，其實只是一條鼻胃管。他們堅持的代價是什麼？我指的不只是金錢。辛得勒一家拼命否認泰莉的狀態，代價是他們喪失了學習的機會，學著面對親人死亡、學著悲傷、學著體認到人類免不了一死。我來到斯克蘭頓才瞭解到，巴比的運動篡奪了臨終之人的權利，但他永無止盡、深不見底的悲傷，著實令我心碎。

死後的解剖報告證實了醫師的診斷，泰莉生前呈現持續植物狀態，但這一家人一直爭辯，寧願認為她是精神狀況失能。他們認為，美國社會許多人都把這些患者當成隱形人，因為不能從事生產、正常生活。他們堅持，泰莉不是末期病患，她原本可以靠著鼻胃管活很久。他們重申天主教官方的立場，鼻胃管為舒適照護，而非可以依法移除的治療手段。根據法律，她的丈夫是法定監護人，法院一再裁決由麥克．夏沃決定該不該移除鼻胃管。二〇〇五年三月十八日，泰莉死之前兩週，生物倫理學家卡普蘭在 NBCNews.com 寫道：「該是讓泰莉走的時候了。我這麼主張，不是因為任何腦傷的人都可被允許安樂死，也不是因為她的生活品質低落到任何人都覺得沒意義繼續下去，甚至不是因為繼續照顧她要花很多錢。純粹只是因為，愛著她、被她困住十五年的丈夫，說她不會想要這樣活著。」然而，辛得勒一家問，他們無條件地愛她，神也無條件地愛她，泰莉為什麼會想死？

塔蜜莎・敏斯（Tamesha Means）希望，密西根馬斯基根（Muskegon）天主教仁慈醫院（Mercy Health Partners）的醫生和護士能告訴她，為什麼她會痛到差點昏迷。敏斯羊水破的時候才懷孕十八週。她苦撐到附近唯一的仁慈醫院。接下來兩天，醫院的人員兩度送她出院。第三次去的時候，等待出離院手續時，她發燒合併感染，還出現流產的跡象。直到這時候，醫生才來看她。敏斯很幸運，那次感染可能置她於死地，但她康復了。

仁慈醫院是天主教的醫院，敏斯前兩次去的時候，工作人員拒絕治療，因為唯一的手段就是墮胎，但就連包括保不住的胚胎都不可以拿掉，這是該醫院的規定。這些規定並非出自醫學倫理或指導單位，而來自於美國天主教主教會議（United States Conference of Catholic Bishops，簡稱USCCB）。因為這些規定，天主教的醫院不得進行任何終結妊娠的醫療手段。敏斯與美國民權聯盟發起史無前例的訴訟，控告的對象不是仁慈醫院或醫院的員工，而是規定全國天主教醫院醫療行為的USCCB。根據USCCB的網站，全國共有六百二十九所天主教醫院，每六個病人就有一名在天主教醫院就醫，等於每年一千九百次急診以及一億次門診。天主教醫院和所有醫院一樣，根據標準的醫療程序運作，但不能違反七十二條天主教健康照護服務倫理與宗教指引（Ethical and Religious Directives，簡稱ERD）。這七十二條指引經過USCCB批准。

地區主教負責督導教區的醫院，醫院疏忽、沒有遵守教規也很常見。過去十年間，出於許多因素，病人、醫生、醫院管理人員和主教都在爭取發言權與自主權。這個產業的結構也在改變，越來越多天主教醫院與世俗醫院合併，導致婦產科許多服務停止，令當地居民相當苦惱。對於健康照護的相關法律，天主教的立場非常明確。依照平價醫療法，天主教機構需提供員工完整的醫療保險，但教會要求旗下的機構要排除避孕給付項目。有些醫生懷念過去，以前可以默默無視

ERD的存在。現在反對ERD的人多了，主教也督導更嚴格，醫院氛圍於是徹底改變了。生育權的倡議人士的意見越來越多，除了針對墮胎與避孕議題，也抗議醫院違反醫療隱私。他們指出，天主教醫院在保護自己信仰的同時，卻排除了非天主教徒或不同意ERD的天主教徒的權利。換句話說，類似敏斯的案件遲早會發生。不過這些類似的案例暫時不會給USCCB帶來困擾。美國民權聯盟指出，聯邦地區法院撤銷討論敏斯的案子，因為要解決此案的話，就得連帶審視宗教信條。

天主教醫院的醫療品質眾所皆知。現代醫學興起之初，教會便投入健康照護。天主教醫院雇用五十萬全職與二十五萬兼職員工，教會也監督五十六個健康照護系統（Health Maintenance Organization）以及上千個服務老幼病殘的機構。根據教會的政策，教會醫院不會提供某些醫療照護，醫院員工不得告知病患所有的醫療選擇，也不得轉介他們到其他可以提供治療的機構。因此，討論今日美國健康照護，不可能不考慮天主教教會對醫療產業的影響，以及各個不同的族群需求。

近期天主教健康照護的焦點，原先多聚集在與生育有關的婦產科。然教會在二〇〇九年悄悄修改ERD，開始強調多給病人施打營養補給品與水分，尤其對於持續植物狀態的病人（如泰莉・夏沃）使用鼻胃管。二〇〇九年十一月，天主教健康協會（Catholic Health Association）公布問答資料，說明ERD第五十八條的修改：「二〇〇四年三月，教宗聖若望・保祿二世提出這些問題的重要性。二〇〇七年八月，信理部提出澄清資料。基於這些聲明，本會修改第五部的引言與第五十八條指引。」教宗的聲明在泰莉去世同月發布。根據修改內容，若人將臨終，或插上鼻胃管後病人或家屬負擔過重，則可允許拔管，也就是不再以醫療方式輔助給予營養或水分（medically assisted nutrition and hydration，簡稱NANH）。但主教強調，單方面認為病人不可能再度恢復意識，這種想法本身不足以成為移除MANH之理由。這份問答資料應該是ERD修改後教會寫給醫護人員的指南，行文平靜而堅定。「根據新的第五十八條指引，天主教健康照護機構會執行病人預立的醫囑嗎？」答案是一個冷淡的「不會」。編者接著說明：「對於處於持續植物狀態的病人，若其預立醫囑內的要求與教會的道德訓示不符，本會的照護機構就不會執行。雖然這些案例應該不多。」這不是什麼新鮮事。ERD第二十八條就已經指出：「只要不違反天主教的教理，個人或個人之代理人知情且出於自由意志所做的的健康照護決定，本會機構就會遵從。」第五十九條也呼應：「是否撤除維生系統，應該尊重有能力之成年病人自主且知情的判斷，除非與天主教之教誨有衝突。」

這就是令我徹夜難眠的情境。假設我在曼哈頓的街上被公車撞到。一個路人打電話叫救護車，我被送到最近的醫院，剛好是一家天主教醫院。送醫途中，緊急救護員恢復我的心跳、呼吸，但我缺氧已經超過五分鐘。在醫院裡，我已經住了幾天，而且裝上鼻胃管（這些都可能發生在全國任何醫院）。幾週後，假設我被診斷為持續植物狀態。我的腦幹還有一些作用，也許我能睜開眼睛，我能動，能睡覺，能張開嘴巴，但大腦重要的功能已經失去，永遠無法恢復。我妹妹開車到紐約市區，手上握著我預立的醫囑。身為我的醫療委任代理人，依照標準的醫學倫理規範，她應該可以讓我移除手術裝上的鼻胃管。但如果醫院的工作人員認為鼻胃管不是過分的負擔（我目前還能抵抗感染），而且我也不是末期病患（我很強壯，身體能夠憑著鼻胃管繼續活上幾年），我妹妹就無法移除鼻胃管。

若你把這個假設情境告訴任何人（我確實這麼做了），對方會提醒你，你妹妹可以換一家醫院。這不就是健康照護自由市場的前提？但真的能自由選擇嗎？

但為了幫我轉院，首先我妹妹必須知道天主教醫院和其他醫院的不同之處。她必須知道我可以拔掉鼻胃管，這是合乎醫學倫理的；她必須在悲傷之中保持清醒才能瞭解這些情況（不管醫生有沒有告知）；然後她必須幫我安排轉院。醫院必須讓我出院（得知我妹妹的意向），如果院方不同意，我妹妹必須籌錢找律師，代表我在法庭上質疑醫院作法。她有可能會勝訴。

假設人在遠方的母親聽到我的情況，一路從亞特蘭大趕到紐約，憂心忡忡，害怕她的大女兒會被「殺掉」。她要爭取時間與我告別，希望醫院全力以赴。如果她反對我妹妹拔掉鼻胃管，她可能不會成功。我有醫療委任代理人，也有預立醫囑。遇上這種情況，我的心願一清二楚。但如果我沒有事先準備這些文件，或我妹妹不知道我的心願？打官司、上訴、媒體傳播、法律之友的建議……種種因素會讓我繼續留在天主教醫院，接著鼻胃管，待上好幾年，清醒之路遙遙無期。泰莉．夏沃就接了十五年的鼻胃管。

除了接上鼻胃管無限延長生命的腦傷病患，以及無法實施家庭計畫的婦女，其他人也有理由思考天主教的健康照護。輿論的走向，社會如何保護權利和病人隱私，都受到天主教教會的影響，畢竟他們有權力決定病人或所有人的處境。力拼平價醫療法通過的過程中，前副總統候選人莎拉・裴林（Sarah Palin）參加數個團體，主張醫生和病人討論臨終事宜不得收費。有人用「死亡小組」一詞指稱決定生死的秘密小組，反對自己臨終前被蒙在鼓裡。但這個詞的意思也可以更廣，泛指醫生用各種方式和末期病人討論想要的醫療手段。裴林的提案變成政治上的燙手山芋，主管機關乾脆把它從醫療照護法案中移除。二〇一五年六月五日，平價醫療法立法五年後，兩位參議員——維吉尼亞州民主黨的華納（Mark Warner）與喬治亞州共和黨的伊薩克森（Johnny Isakson）提出法案，欲使聯邦醫療保險補助醫生和其他醫療照護者臨終諮詢的業務。有人在網路上發起活動，要勸阻年長者別簽署不施行心肺復甦術（Do not resuscitate，DNR）同意書，以免醫生要他們早早歸天。在協助死亡合法的州，天主教醫院絕口不提那個選項。教會有兩種力量，一種是直接的決策權，另一種是間接的宣傳與推廣，以此決定上百萬病人每天的健康照護，以及他們可得知的醫療選擇。教會這些處心積慮的作為之所以推廣得開，也跟社會全體害怕談論死亡、不瞭解臨終過程、大多死在醫院有關。獨立不受影響的選項總是有限，更別說種族、階級與宗教身分都會成為阻礙。天主教教會與其盟友在健康照護立法與執行面舉足輕重，於是限縮了我們的選項。

聖彼得與保羅主教座堂（Cathedral Basilica of Saints Peter and Paul）於一八六〇年代落成，深銅色的石柱支撐巨大的圓頂，矗立在費城市區富蘭克林公園大道與北十八街的轉角。主教座堂和富蘭克林研究所隔著洛根廣場對望，往北就是公共圖書館和少年法庭，往南則是德雷克塞爾大學（Drexel University）的自然科學院。兩百多年前，離我所在位置不遠的地方，班傑明・富蘭克林參與的革命從這裡展開，建立重視法治、人權與自由的新國家。獨立宣言與憲法是他們留給後世的遺產。我坐在洛根廣場的長凳上，拿著手機檢查電子郵件，在陽光與春天的花朵之間等待我的朋友——賓州大學宗教與非洲研究所的助理教授安西亞・巴特勒（Anthea Butler）。我請她陪我到主教座堂，一起參加名為泰莉日的全國紀念彌撒，以及之後生命與希望聯絡網的年度頒獎大會。安西亞正在寫一本關於莎拉・裴林的書。既然這次大會安排這位前阿拉斯加州長、副總統候選人、茶黨運動的明星致詞，我想安西亞會有興趣一起去。

安西亞搭的計程車在主教座堂的台階前停下，我們兩人一起入場，隨著眾多參加者往旁邊的禮拜堂移動。黃色的牆壁掛著一幅《苦路》，描繪耶穌被釘上十字架的過程。天主教徒與其他基督教信徒四旬節時會在畫像面前禱告，紀念耶穌的苦難。二〇一四年的復活節落在三月三十一日，正好是泰莉・夏沃逝世第八年的紀念日。因此泰莉日和頒獎大會延到四月四日。現場大約有一百四十人，主要是年逾五十的白人，坐滿我們身邊的長凳，衣著上有毛皮領與塔夫綢。此外，聽眾中也有同樣年紀的修女。教堂裡充滿虔誠氣氛、優雅的彌撒令我想起，大學時我放棄信得有一搭沒一搭的門諾派，跑去位於賓州州大老行政大樓（Old Main）下方的彩繪玻璃天主堂，在哪裡學習教義問答。互相祝福時，我轉向身後一位中年男子。他說：「願您平安。」他的深色頭髮中分，梳得非常平整，緊貼著額頭。我回答：「也願您平安。」就在此時，幾台輪椅從門外被推進來，巴比・辛得勒跳起來幫忙把輪椅推到長凳前方。

安西亞是個完美的同伴。我們兩人都有默契，可以察覺許多主教和宗教領袖都很相像。面容白晰的弗蘭克・帕沃也在場。他戴著眼鏡，頭髮從左梳到右，看來需要修剪。帕沃是個直言不諱、孜孜不倦的德州教士。根據教士生命協會（Priests for Life）的網站資料，他是教士生命協會的全國理事，以及「世界極重要的護生派領袖」。網站還提到：「他曾受德蕾莎修女之託，在印度發表演說談論生命議題，並曾在美國眾議院高層會議上宣揚護生的理念。梵諦岡指派他任職宗座家庭委員會（Pontifical Council for the Family），協辦教會的護生活動。他曾探訪臨終前的泰莉・夏沃，也公開呼籲讓她繼續活下去。」彌撒當天，帕沃首先朗讀：「匠人所棄的石頭、已成了房角的頭塊石頭。」（《詩篇》8:22 以及《使徒行傳》4:11）以及「耶穌說：你們來吃早飯。耶穌就來拿餅和魚給他們。」（《約翰福音》21:12-13）。第二段詳述基督受難後第三次重新出現在弟子面前。第一段比喻泰莉・夏沃留給教會的遺產，她的逝世提醒護生派人士革命尚未成功。

總主教查爾斯・查普（Charles Chaput）也在場，他是費城第九任總主教，二〇一一年受任，也是第二位在美國受任的美洲原住民。查普的原住民名字意思是「吹動樹葉、使其發出聲音的風」。他的確也很努力製造聲音。《紐約時報》的古德斯坦（Laurie Goodstein）二〇一一年寫道：「在羅馬天主教會中，他是少數立場鮮明的主教，不與支持墮胎權的天主教政治人物來往。他協力阻止科羅拉多州立法通過同性伴侶的公民權。他譴責聖母大學——這個天主教學校居然卻頒發榮譽學位給支持墮胎的歐巴馬總統。」查普要求教徒要時時記得教誨，尤其關於墮胎，「生物倫理與自然法則」是最重要的依據。「我們先是天主教徒，才是民主黨員。我們先是天主教徒，才是共和黨員。我們甚至在成為美國人之前就是天主教徒了，因為我們知道，天主對我們的要求優先於任何政府對我們的要求。這也是數百年來總有殉道者的原因。」查普在總統大選前告訴天主教通訊社（Catholics News Service）的史翠（Jon Street）：「所謂的稱職好公民，就是在政府要求我們做任何事之前，先把個人權利交給天主。」查普告訴在場聚精會神的眾人：「基督復活後，日常生活再也不同了。繼續努力！」他希望大家投入生命與希望聯絡網的工作，阻止類似夏沃的人被拔管。「主會令我們驚喜。」

彌撒結束後，安西亞和我走到春天的夜空下，邊走邊搖頭。紀念活動沒有令我們太震驚，一切都預料之中，和天主教過去幾十年來的行動一致，但還是令人喘不過氣來。我們剛剛目睹男人掌握一切權力、權威和資源，用誇張的語調譴責夏沃之死。他們全心全力地投入、用盡各種手段，要擋下所有公民的權利，無論天主教徒或非天主教徒都蒙受其害。我不禁打了寒顫。安西亞帶我到當地的酒吧喝幾口威士忌，才能繼續參加下一個活動——頒獎大會。

在費城萬豪酒店樓上的大廳，聽眾興高采烈、擠滿場地，我們得奮力才能進入會場。許多人盛裝打扮，穿著晚禮服和燕尾服。年輕侍者端著點心穿梭人群之間。畫架沿著欄杆排列，上面穩穩擺著畫框。靠近一看，才發現這些畫作的主角都是泰莉・夏沃。這些畫應該都出自於非專業的青少年之手，他們把泰莉畫成孩子，身處於美麗的景色中，身邊還有小動物。看著這些畫，我們覺得很難過。如果泰莉在現場，看到自己被美化的形象會有什麼感想？這些畫矯揉做作，完全不尊重泰莉生前的形象。這些人利用她的私生活募集金錢和情感支持，也難怪她丈夫要在法庭上、在法官面前發誓作證，她不想要那樣活著。

頒獎大會的主持人黛博拉・弗洛拉（Deborah Flora）歡迎我們，她身兼女演員、製作人、廣播節目主持人以及美國小姐亞軍。我第一次看到泰莉身穿結婚禮服的油畫《新娘》，就是在賓州護生協會年度大會上看到的，就擺在講台旁的畫架上。我入場時拿了一張禱告卡，正面是《新娘》的複製畫，背面寫著「為被遺忘的泰莉禱告」。「慈悲的主，祢為泰莉・辛得勒・夏沃的心注入為鄰人犧牲的愛。為終結死亡文化，她成為祭品，呈現給祢。」我們跟著眾人朗讀〈效忠宣誓〉；這一次加在最後的是「遍及出生前與出生者」，而不是「遍及出生與未出生者」。「出生前」（preborn）這一詞在護生協會的網站出現了好幾年。網站上還有演員蓋瑞・辛尼斯（Gary Sinise）和廣播電視主持人格林・貝克（Glenn Beck）的談話影片。這個聯絡網成功吸引名人支持。演員約翰・斯坦默斯（John Stamos），海灘男孩、鄉村音樂巨星蘭迪・特拉維斯（Randy Travis）以及科林・雷（Collin Ray）都願意貢獻名氣和才華為協會募款。

裴林站上舞台的時候，我們已經吃完要價一百五十美元的餐點了。我在小筆記本上記錄裴林的演說。我很擅長做筆記，但從她的用字遣詞，很難聽出她的論點。結果我只記下一些零碎、不完整的字句和觀察。「人生無法預料。」以及「她的精神永存，將持續教導我們、激勵我們為生命權奮鬥。」「你無法掌握的東西，上帝永遠不會給你。」看著裴林演說，我覺得好像身處舞台劇現場，她有時透露焦慮、有時表現喜悅，也害怕有什麼地方會出錯。裴林的演說到了大約四分之三，觀眾是狂喜還是呆滯，我看不出來。此時，一個坐在輪椅上的男人開始大聲哀鳴，吸引大半觀眾注意。裴林繼續說，不理會現場突發狀況。我記下更多零碎的字句。「資源分配」、「判斷就在一念之間」以及「為了那些不能為自己發聲的人」。她提到患有唐氏症的兒子以及她「決定」接受兒子的狀況。「身心障礙的人是最耀眼的，」她說：「他們更能夠去愛，慶祝微小的勝利。」全場起立鼓掌。安西亞和我看著彼此，再次搖頭，她的非洲爆炸頭搖得更誇張。

記者暨律師威斯利・史密斯（Wesley J. Smith）那天晚上也發表演說。史密斯自稱生物倫理學家，著作超過十二本，主題包羅萬象，與勞夫・納德（Ralph Nader）合著談簡樸、談「人類獨一無二論」（human exceptionalism）、還有《對抗全人類的戰爭》（*The War on Humans*）。二〇一一年，史密斯在《國家評論》（*National Review*）自己的專欄寫道：「如果我們受到引誘，合法協助他人自殺，就是從某些人身上奪走宇宙最珍貴且無法取代的珍寶——時間。」在講台上，他稱呼泰莉的父親羅伯特為此悲劇的「第二受害者」。他告訴我們，辛得勒一家「面對死亡的誘惑，展現生命的力量」。他警告說，生物倫理學界已開始否認人類尊嚴。他說：「只要人體活著，本質上就蘊含著尊嚴。」他稱夏沃的死為「泰莉的受難」，以呼應「基督的受難」——據聖經所言，基督忍受審判、受苦、喪命，因此你我才能活著。

「泰莉・夏沃生命與希望大獎」頒發給莫伊與莎娜・馬拉阿卻里（Moe and Sana Maraachlis）。這對加拿大夫婦的孩子患有無法治癒的雷氏腦脊髓病變

（Leigh's disease）。院方認為侵入的氣切手術痛苦又無效，拒絕幫那個孩子施作。在帕沃神父協助之下，生命與希望聯絡網募集資源，將孩子和父母送到密蘇里的天主教醫院，並在那裡接受氣切手術。媒體稱這個孩子為喬瑟夫寶寶，幾個月後他在家中過世了。馬拉阿卻里夫婦上台時顯得悲傷、感激且緊張。

二〇一三年十二月九日，十三歲的潔喜・麥克麥斯（Jahi McMath），為矯正睡眠呼吸終止症，住進奧克蘭兒童醫院接受扁桃腺切除術。三天後，無預警的大出血導致心跳停止，急救後醫生宣布腦死。女孩的父母奈拉與馬丁・溫斐德（Nailah and Martin Winkfield）不讓醫院撤除呼吸器。在新聞的照片裡，這對夫妻穿著白色T恤，上面寫著藍色的「為潔喜禱告」，女兒的照片就在他們胸前。八天後，他們向阿拉米達郡的最高法院請願，以防院方撤除潔喜的呼吸器。他們主張，〈加州死亡統一認定法〉（California's Uniform Determination of Death Act）違反他們的宗教自由與隱私權，並要求另一位醫生保羅・拜恩（Paul A. Byrne）檢查潔喜，他不接受腦死為法律上的死亡判斷標準。法官不接受拜恩的證詞，反而接受另外兩位醫生的意見，確認醫院做出的腦死判定。判決結果出來，潔喜的呼吸器將於一月三十日撤除。潔喜的舅舅歐馬利・希利（Omari Sealey）告訴《聖荷西水星報》：「還有時間出現奇蹟。明天是聖誕節。如果她能醒來就太好了。」這家人急忙尋找能夠轉入的醫院。

我看著媒體追逐麥克麥斯的新聞，又想到彼徹姆與維奇（Robert M. Veatch）在著作《死亡與瀕死的道德問題》（*Ethical Issues in Death and Dying*）的前言。作者提到，保守人士反對以大腦功能定義死亡，心臟沒跳才算。他們還認為撤除維生系統這個選項「牽涉到道德、宗教與哲學層面，不能純粹依賴科學證據」。「這群微小卻重要的少數人應該會繼續主張，心臟仍在跳動的人就是活著的，即使心臟靠機器支持，大腦也沒有功能。」一台呼吸器就足夠使氧氣流過潔喜年輕、強壯的身體，保持她的心臟跳動。她的父母就是作者所謂「微小但重要的少數人」。

《聖荷西水星報》二〇一三年最後一天的報導提到：「辛德勒等社團人士秘密協助潔西轉院。」現在潔喜的父母有辦法將她轉出奧克蘭兒童醫院（他們很快就在網路上募到五萬美元）。他們有幾間可以轉入的醫院，包括長島的腦傷治療中心——創辦人曾經擔任髮型設計師，為了向泰莉・夏沃致敬而創立機構。奧克蘭醫院拒絕進行氣切手術，但他們找到願意做的醫生，並幫潔喜接上鼻胃管。儘管院方已經發出死亡證明，最後還是同意，「將潔喜的身體監護權轉移給她母親」。生命與希望聯絡網承認，這件事曝光前已經幫助潔喜的父母好幾個星期了。根據《聖荷西水星報》記者賈夫尼（Matthias Gafni）的報導，他們的聲明寫道：「潔喜・麥克麥斯已經被貼上『死者』的標籤，但她的『活人』功能還在運作，包括心跳、呼吸、新陳代謝等等，除了腦傷。潔喜是個活著的人。」

腦死的人看起來不一定像死掉。一九八一年美國政府頒布的「死亡認定指引」（Guidelines for the Determination of Death）則以腦死為死亡標準，判定過程有兩大重點：一、個人發生不可逆之呼吸與循環功能停止為死亡。二、個人發生不可逆之全腦功能停止，包括腦幹，為死亡。第二點之下有附註：「周邊神經系統活動與脊髓神經反射於死亡之後可能存在。」這些反射會令人困惑、執著並產生希望。溫斐德夫婦請託出庭作證的拜恩醫生是前天主教醫療協會的理事長，也編輯過《超越腦死》（*Beyond Brain Death*）一書。根據美聯社記者列夫（Lisa Leff）與柯林斯（Terry Collins）的報導，拜恩在法庭紀錄寫道，他看到潔喜「對祖母的聲音和觸摸做出蠕動的反應。依我看來，這就代表她沒死。她應該像其他有嚴重腦傷的病人一樣接受治療。如果她接受治療，就有機會痊癒。」拜恩的問題在於，他沒有區分「生物」（biological）的生命與「有知覺」（sentient）的生命。大腦功能可以復原的說法也有爭議。透過動物大腦或醫學案例，一些獨立的研究顯示，部分的大腦可以再生，但範圍太大或全部腦死，就意味著當中神經元已死。

二〇一四年一月二日，奧克蘭兒童醫院的代表告訴美國廣播公司新聞台，潔喜的律師多蘭（Christopher Dolan）編了一個可憐但不實的故事。「這個年輕的女孩去世了。不論是奧克蘭兒童醫院或其他任何合法的機構都是無能為力的。」新聞畫面中有潔喜死亡手術之前的照片，其中一張在游泳池，穿著藍色圖案的泳衣，藍色的池水在陽光底下閃閃發光，她笑得開心極了。另一張照片，她穿著白色的正式服裝，深色的頭髮盤成髻，雙頰飽滿，頭上小小的珍珠項鍊就像一頂王冠。還有一張是手術前站在走廊，穿著薰衣草色的病人服。

潔喜轉出奧克蘭兒童醫院的日期和轉入的醫院一開始都沒有公開。二月的時候，奈拉．溫斐德寫了一封公開信給支持者：「謝謝大家，你們都知道我這十三歲的女兒是無辜的可人兒，沒有把她當成死人或屍體。我深深感謝你們。希望我的女兒能夠改變現今社會對腦死的看法。坦白說，我認為她已經做到了。相信她的人，拜託，繼續為潔喜禱告。神會克服萬難，而我相信祂的意志尚未完全顯露。我愛潔喜。有愛的地方，就有希望。」這句話是生命與希望聯絡網的標語，也是辛得勒一家獻給泰莉・夏沃的話：「有生命的地方，就有希望。」（改編自《傳道書》9:14）。

二〇一四年三月二十八日，美國國家公共電視台費城主播戴維森（Tracy Davidson）訪問奈拉。她說潔喜「進入青春期了」，舉動就和所有青少年一樣。「她在床上蹺腳，ipod 播著蕾哈娜和碧昂絲，每個禮拜五都找人來做指甲。」五月二十五日，這一家的臉書動態寫道：「潔喜還在睡覺，但身體狀況穩定，沒有靜脈導管，沒有尿管，沒有點滴，她完全靠自己維持生命，不需要藥物。潔喜從鼻胃管吃了很多維他命和魚油。她動來動去，床邊得鋪上枕頭。她對痛、冷、觸摸有反應。潔喜可以把頭從左轉到右，她的呼吸器設定到常溫，不再像之前需要那麼多氧氣。」

我們很難說這些描述是不是真的，或是出自於奈拉的自我投射。辛得勒一家在夏沃多次訴訟中也提出照片與影片，企圖證明泰莉正在好轉。他們幫她換衣服、梳頭、化妝，拍下她看似和家人眼神交流的照片。我也想相信，潔喜正在好轉、醫療團隊是錯的。若她能回家，大家都會感到安慰，也能體會女兒過世是多麼傷痛的事。醫院工作人員的辛勞也能想像，全國護士都用同樣的方式照顧無法自理的人。他們幫她翻身以免長出褥瘡、替換成人尿布和床單、在浴盆裡幫她洗澡，也許他們還幫她刷牙、剪頭髮、修指甲。他們幫病人量體溫，確保沒有發生感染，畢竟有人肚皮上被劃一刀接上胃造口餵食管，或是喉嚨被劃一刀接上呼吸管。二〇一四年六月十二日，《康特拉科斯塔時報》（*Contra Costa Times*）報導潔喜將獲頒八年級的榮譽學位，但眾多讀者在報導下方的回應欄吵了起來。事實上，只要有潔喜的相關報導，底下的評論就琳瑯滿目，有嘴砲專家、陰謀論者，有人只會做情緒性發言，還帶著種族歧視色彩，當然也有排山倒海的禱告。跟許多網站討論區一樣，那是情緒的陰曹地府，令人困惑又沮喪。有人認為溫斐德一家是撈錢的騙子，有人認為他們是被生命與希望聯絡網灌輸的意識形態洗腦了。當然也有人認為他們只是受苦之人，在這場悲劇中努力堅持下去，一心只為女兒好。二〇一四年，「泰莉・夏沃生命與希望大獎」頒獎大會的第二位得主，就是潔喜的父母。

生命與希望聯絡網公開承認介入此案不過幾週，二〇一四年一月十六日，巴比・辛得勒就投書《華盛頓日報》：「我姊姊泰莉・夏沃當時就和潔喜・麥克麥斯一樣活著。」這種說法根本就是把持續植物狀態和腦死混為一談。同一個月，他在《時代雜誌》寫了另一篇文章，題名為〈記得潔喜・麥克麥斯的人性〉（Remember the Humanity of Jahi McMath），又犯了同樣的錯誤。他寫道：「在無效醫療戰場上，這類的案例經常受到忽略。我們所經歷的和潔喜與她的家人一樣，也就是嚴重腦傷的人被當成次等公民。他們都是活生生的人，應該獲得治療、照護與關愛，卻被拒於門外。」這種觀念上的混淆非同小可。

持續植物狀態的病人，例如泰莉・夏沃，腦幹仍在活動，還能按時睡覺、打呵欠、睜開雙眼、眨眼、動動手腳。至於腦死，不管在全國哪個州，都屬於法律上的死亡定義。腦死的病人沒有腦部活動，甚至連腦幹也停止運作。以潔喜的案例來看，醫生判定腦死前，會掃瞄大腦、確定沒有活動。天主教教會也接受腦死的定義，所以生命與希望聯絡網接下潔喜一案時，許多人都很錯愕。不過他們一下就合理化自己的驚訝：「哎呀，『腦傷』是醫院造成的，果然不能信賴醫生。」其他人則轉向指出，少數被診斷腦死的病人真的「恢復」了（肢體開始能活動並肺部也恢復呼吸功能），但醫界認為那些個案有的是誤診，有些不能稱得上實質的恢復。

即使潔喜的維生系統還能再持續幾年（除非醫生診斷錯了，但機率不大），這樣類似的案例未來不大可能在出現。二〇一五年三月，潔喜的父母控告醫院醫療過失，如果他們能證明女兒還活著，就可以拿和解金來支付醫院發出死亡證明後的醫療費用。潔喜一案件受到報導後，法界與醫界都舉辦研討會討論此案衍生出的議題。這些事件會影響醫界對於腦死的理解嗎？答案很明白：不會。但會導致更多家庭不服醫生判斷、不承認親人的死亡證明嗎？我們走著瞧。

第七章　最脆弱的那群人

見到比爾，首先你會注意到他坐在輪椅上，就像你見到高個兒會先注意他的身高。但是，和高個兒在一起，你能接受個子高的人就是那樣。和比爾在一起，你馬上想問，為什麼要坐輪椅？發生什麼事？那是一台花俏的輪椅，價格昂貴，造型流線，輪子既小巧又敏捷，坐墊厚實，彷彿為競賽設計，可快跑也可長程負重。那不是一台偶爾使用的輪椅，也不是一台臨時借來的輪椅。你見到比爾，馬上就知道他坐在這張輪椅上已經很久，那本是他身體的一部分。他控制輪椅的感覺就像那是他手腳的延伸，動作優雅，沒把它們當成金屬、橡膠和織布。他「住」在上面，熟悉又靈巧地和輪椅互動，就像一個大人拿著湯匙吃飯或木工使用刨子。但那不代表他沒有意識到輪椅存在。他非常警覺，無時無刻都在觀察周遭環境與別人對他的反應。他甚至早你一步知道你對他和他的輪椅有什麼感受。和比爾在餐廳、公園或街道上遊走，你會發現他對環境空間和周圍人的情緒有精準的第六感，可說注意力比一般人都強。某方面而言，他彷彿隨時處於戒備狀態。

我會認識比爾是因為我們吵了一架，互不相讓。二〇一〇年初春，我花了很多時間在部落格上撰寫生命末期的議題，特別針對協助死亡合法運動及其主要反對者護生人士。當時我才剛開始編輯紐約大學宗教與媒體中心的刊物《啟示者》（*The Revealer*），探討媒體如何論述宗教問題。我費盡心力剖析宗教與健康照護的交互關係，特別看它們如何影響協助死亡的相關議題。我貼近觀察護生派團體，研究他們創造的語言和媒體，例如泰莉・夏沃生命與希望聯絡網。我曾經引用一段道格拉斯・托德（Douglas Todd）在《溫哥華太陽報》（*The Vancouver Sun*）的文章摘錄：「這場爭辯越吵越難堪，身心障礙的社運人士主張，協助自殺合法化後，會帶來一連串道德上的『滑坡效應』，導致所有的身心障礙者，無論殘疾程度，身為人類的價值受到貶低。」這段摘文中，最吸引我注意的是「滑坡效應」一詞。它是一種邏輯推論，斷定一項行動會觸發另一項行動，因此，協助死亡合法化就會帶動安樂死等其他行動；不過，這種推論常常漏洞百出。我發現巴比・辛得勒也視自己為推動「身障權利」的社運人士，也用滑坡效應證明，一旦少數族群的權益受到「威脅」，最後全體民眾都會受害。宗教與身心障礙人士都會用類似的論調反對協助死亡。有些身心障礙團體反對協助死亡，支持的也有，當時我還沒打算寫下來這些爭議，因為我瞭解不夠多，無法好好思考，怕自己預設太多立場。我很確定，自己不需要是身心障礙人士也能支持他們的權利訴求。但我還不是很理解，為什麼某些身障團體如此強烈反對協助死亡。這些疑惑我都寫得很清楚。

然後有個署名為「壞痞子」的網友出現了。他在自己部落格上說我的文章「令人火大」。「我個人認為，紐曼寫了很多有趣的事，但似乎在分析前因後果時老是出錯。她認同身心障礙人士的權利，也支持他們爭取平等。但是，每次談到協助自殺，這位民權人士卻老是針對維護身心障礙權利的人，說他們是反對派。」這種以簡釋繁的評論激怒了我。我沒有批評維護身心障礙權利的人，更支持他們爭取平等。我只是說，我不懂為什麼協助死亡合法化會損害或違背身心障礙者的權利。臨終之人與身心障礙者是不同的群體，把他們的權利相提並論，在我看來沒有道理。合法協助死亡的對象是末期病患，也就是生命不到六個月或更短的人。半身不遂的人生命還沒走到盡頭，只是行動不便。

壞瘸子說，因為我不是身心障礙者，所以不懂得障礙者權利受到的威脅。彷彿這一切與我無關，所以我不能發表評論（或其實是不能反對他的觀點）。他希望我能相信他的說法，很快瞭解這些事情的關連。我寫道：「我能體會身心障礙族群對醫療產業、國家與社會的恐懼與無助感。但把各自獨立的議題混在一起談就是不恰當，我理解這種想法有其緣由，但還是太偏執了。」我知道壞瘸子的意思是，這個世界的不公不義，就是因為有人不認同「不正常」的身體，沒有賦予或提供身心障礙族群平等的權利和各種服務。但若你想申請協助死亡，必須先經過醫師診斷、確定為末期病患，還必須自己向醫生提出要求施打致命藥物。我當然捍衛病人的自主權！每一個病人，無論是身心障礙、重症末期或其他狀況，只有他們自己可以決定自己要接受的醫療手段。醫生的工作是告知病人現有的選項。在獲得足夠的資訊後，病人的任務就是做出醫療決定。還沒要死、也不想結束生命的人，怎麼會受到不適用自己的法律所威脅呢？壞瘸子反駁：

身心障礙者去看醫生或去醫院時，總是非常害怕，得自己做好心理準備才敢出發，紐曼搞不好有這種經驗。也許她懂得末期病人和身心障礙者的差別，但我向你保證，多數的人都不懂，包括醫生。我該怎麼理解別人對我的評論：「寧死也不要坐在輪椅上」、「你確定你想要接受治療？」、「你癱瘓多久了？」這些話的意思很清楚，顯然沒什麼正面意涵。沒錯，殘廢就跟死沒有兩樣，某些情況下也會死人。我的存在是個問號，我的生命沒有價值。這不是偏執，而是社會事實。我才不相信有人公開質疑過紐曼的存在價值，或問過她是否真的想要接受治療。老實說我並不想要紐曼或其他人的任何同情。我要的是有人出力發聲，支持我爭取公民權。

整整三天，壞痾子、他的讀者（多半是身心障礙人士）和我在他的部落格上爭執，吵得欲罷不能。最後一個留言的評論者是珍，她給我一個建議：「我的建議是，不管哪種方法對你有用，總之設身處地瞭解一下，讀一些身心障礙者的傳記，跟身心障礙人士談談，認真想想妳內心對於身障議題的看法……否則妳那些話聽起來很自以為是，彷彿自己的觀點一定會獲得我們的支持，但卻不然。」接著，「叮！」我收到一封來自比爾・皮斯（Bill Peace）的電子郵件，也就是壞瘸子本人。「如果有榮幸見個面，我們可以共進午餐。」

開場的畫面陰森，鏡頭特寫木輪推車後方的屍體。汙泥、穢物與呻吟聲。鏗！「把死人帶上。」病人聽到，紛紛咳嗽出聲，急忙迴避。「把死人帶上。」他們設法躲在籃裡或任何地方，不讓收屍人看見。一個男人肩上扛著一具屍體，走向馬車。「這裡有一個。」他說。

「我還沒死。」老人（屍體）說。

「什麼？」收屍人說。

「沒事。」男人說。

「他說他還沒死。」收屍人說。

三人你一言我一語。最後男人問收屍人有沒有辦法。他停了一秒，接著轉身「鏗！」一聲從老人頭上敲下去，然後把他丟上車，疊在屍體堆上面。

這一幕出自一九七五年的電影《聖杯傳奇》（*Monty Python and The Holy Grail*），標題是「還沒死」，而且很搞笑。不只因為黑色幽默，還因為快死的人在泥地上竄逃。雖然他們悲慘地活著，但還不想死，不想被抓走，但是有能力、健康的人想要「卸下」他們，把他們丟進馬車，丟給冷酷的國家官僚體系。「那樣違反規定。」「這是你的九毛錢。」我們笑了，這些人為了落實上級命令而便宜行事，但破壞了他人求生的意志與尊嚴。國家有義務「回收」沒用處的人。鐵石心腸又現實的人想要拋棄身邊的老人家，那也許是他父親、祖父或鄰居，反正花九毛錢就可以辦妥。瘟疫蔓延，家裡有多張嘴巴嗷嗷待哺，既然收屍人都來了，就順便載走吧？

雪蕭（Scott Cutler Shershow）在著作《解構尊嚴：批判死亡權運動》（*Deconstructing Dignit: A Critique of the right-to-Die Movement*）中寫道：「為了保持並保存人類的尊嚴，我們必須經常強調，人類尊嚴最關鍵的特徵就是理性。如此，尊嚴數不盡的價值才能得以體現、增進並保存。」老人試圖證明他還活著。他努力和收屍人、背他的人講道理。我還沒死、我好多了、我想出去散步、我很快樂，這一切都在宣告自己身心正常。還有我的尊嚴。尊嚴成就尊嚴，這就是它的功用。雪蕭寫道：「相反地，笑聲和喜劇是尊嚴的對手，也是理性必須首要提防的對象。」我們發笑是因為，對收屍人、對老人的兒子、對我們所有人來說，最人道、最重要的工作，應該是保存老人的尊嚴。我們有義務照顧他。那個老人想要做的事情是笑、散步、做活人做的事情。他提出理由，要求給他更多時間。然而，時間奪走他的尊嚴，收屍人要走了，還有工作要做；把他背在肩膀上的人也有自己的生活。

一九九六年春天，戴安・科曼（Diane Coleman）成立「還沒死」協會（Not Dead Yet）。由於神經肌肉疾病，她十一歲就坐在輪椅上。根據網站描述，這是一個美國的身心障礙權利團體，致力於「身心障礙者有權利反對協助自殺與安樂死合法化」。協會的名稱正是科曼從電影《聖杯傳奇》得到的靈感。協會網站的標題寫著：「還沒死：抵抗」（Not Dead Yet : The Resistance）。「還沒死」三個字是黑色詭譎的哥德式字體。N、Y和T分別往下延伸出尖銳的筆劃，像匕首一樣；Not 的O則是一個人坐在輪椅上的符號。這個團體要抵抗的是，避免被人從頭上敲下去、時間還沒到就被丟上運屍車。他們要求更多時間伸張自己的尊嚴。倒是他們對身心障礙的定義很廣泛。

還沒死協會指出，每個人一生當中在某些時刻都是身心障礙者。他們反對協助死亡，理由是：「被貼上『末期』標籤、預言六個月內會死去的人，就是身心障礙者，或即將成為身心障礙者。」尊嚴死亡法訂下的六個月期限是「不可靠的」。協會認為，這類立法對任何人都是種侮辱，特別是針對身心障礙族群，也會侵害他們的權利。還沒死協會說得對，我們每個人某天都可能成為身心障礙，不是因為疾病、創傷，就是因為老化。末期診斷確實不可靠，很多我照顧的安寧療護病人根本活不到六個月，也有人超過六個月。醫生總會犯錯，身體情況難以預測。還沒死協會表示，如果身心障礙者受到妥善照護，受到社會與醫療體系的重視，我們就會接受身心障礙是注定的事實。然後就不會有身心障礙者執行或支持尊嚴死，或到合法地區接受安樂死，不會想要加速死亡的過程。簡言之，他們就不會「自殺」了。

還沒死協會也質疑無效醫療的說法，認為病人在生命末期接受的任何治療都是適當的。他們主張，我們的義務是盡全力延長一個人的生命，即使那個人不想繼續活下去。不想活下去的人都有自殺意圖，應該接受憂鬱症的治療，我們也應該幫他們明白自己的價值。這個團體也聲討描述安樂死的電影，例如二〇〇四年由克林・伊斯威特導演的《登峰造極》（*Million Dollar Baby*）。劇中的主角是一位女性拳擊選手，她在他人幫助之下結束生命。二〇一二年麥可・漢內克導演的

《愛．慕》（*Amour*），劇中老病的女人被丈夫用枕頭悶死。還沒死協會認為這些電影美化安樂死，貶低需要照護的人的生命價值。協會表示，在適當照護下，瀕死的人會重新思考人生的價值。儘管疼痛，他們會珍惜最後的日子。

這個團體也站在辛得勒一家的立場，反對拔除泰莉．夏沃的鼻胃管，也同樣反對監護人或委任代理人可以撤除維生系統，因為代理人和家人未必會考量病人的最佳利益。不過另一個問題來了，那誰會考量病人的最佳利益？我們社會都自然傾向認為，家人會首要考慮當事人的最佳利益。當然我們也要留意家庭暴力問題，虐待老人與強迫就醫案例時有所聞，但那只是例外而不是常態。既然如此，為什麼家人會同意放棄「過度」的治療？協會說，那些人都是兇手，不想家人活下去。

還沒死協會表示，病人也許也不懂什麼是自己的最佳利益。但是，想要結束自己的生命就是自殺，我們應該致力預防，而非支持他們自我毀滅。這個協會一直以來都反對預立醫療指示，反對病人失去意識或失去自主能力之前，預先訂立醫療決定。科曼寫過，強制壽命剩下不到十二個月的病人預立醫療指示是危險的作法。二〇一三年，科曼錄製影片對近死醫學委員會（Institution of Medicine's

Committee on Approaching Death）發表演說，文稿則發布在協會網站，她說道：

安寧療護領域定義的末期（十二個月與六個月）太狹隘，標準應該寬鬆些，否則許多身心障礙人士：肌肉失養症、多發性硬化症、帕金森氏症等等，包括我自己都會被納入末期範圍。我們很多人都還在工作、養家活口，調整自己去過正常生活。身心障礙的醫學專家知道這種定義的矛盾之處，但大多數的執業人員不懂。

從科曼和還沒死協會的角度來看，最令人害怕的是經歷醫療上的折磨卻沒沒有被保住性命。相較於此，我害怕的是被公車撞後，靠著鼻胃管毫無意識地又活了數年、甚至數十年。我不想在身心失能狀態下活著，她怎麼看待我這樣的人？她會說，我對身心障礙者有偏見。「許許多多有氣切造口和呼吸器的人都能工作、上學，在社區生活。」換句話說，如果社會和我自己都不會歧視需要機器維生或需要輪椅行動的人，我們就會站在護生派那一邊。身障者也可以活出美好的人生，是我無知又缺乏瞭解的管道。

知情同意是個錯誤的概念。由於蔑視，我們不瞭解身心障礙者，更不可能知道活在悲慘中的自己想要什麼。只有身心障礙人士知道每一分鐘、每吋光陰，都值得活下去，而我們身為人類的義務就是為自己和他人爭取每寸光陰。科曼這套「每吋光陰」說法的依據在於，有氣切造口和呼吸器的人能從事生產、也能與人互動，能工作、上學、與大家在社區裡生活。事實就擺在眼前。科曼在影片中說道：「在我雇用的人中，兩個女人有氣切造口也帶著呼吸器，還有許多其他嚴重、侵略性、慢性疾病的人。」我懷疑科曼的論點能否成立。她用現況與生產力作為訴求，這不能完全代表她心中的人類價值，但她知道自己的聽眾在哪裡。現實社會是以貢獻度衡量生命的價值，所以她的訴求對象就是那些是身心健康、經濟獨立的一般大眾。

當前沒有證據指出，POLST無法正確呈現病人的心願，也沒有案例顯示患者的生命被惡意縮短。POLST是病人向醫生諮詢後填寫的。但過世的病人不會說話，我們永遠也不知道，經歷這一切後，他們「真正」想要的是什麼。正因死無對證，也就沒有足夠的研究可證明科曼的懷疑，也就是身障老弱之人會被歧見甚深的醫生佔便宜。醫生會先注意維生措施執行後的各種問題，但非保住生命後帶來的價值。當然我們可以繼續批評醫療文化中根深柢固的家長主義，但是其他團體的主張會比較好嗎？這些人總說知道對我們最有利，聲稱比我們更瞭解我們。

泰莉・夏沃的家人或法蘭克・帕沃提出宗教上的理由支持自己立場。還沒死協會沒有這麼做，也不需要，他們經驗豐富，知道無論有沒有上帝或其他道德根源，生命都是神聖的。斯蒂芬・德雷克（Stephen Drake）在還沒死協會的網站發表多篇文章，被協會推為研究分析與媒體聯絡員。他的發文攻擊性都很強，凶猛又帶著怒火。他會援用各種研究、專欄文章、媒體報導支持他的論證，對於不支持他的言論，則以挑釁的口吻痛罵一頓。這種態度正好顯示出他和身障夥伴們對醫療文化、媒體文化，乃至整個文化的恐懼。演員羅賓・威廉斯自殺身亡後，德雷克在一篇名為〈羅賓・威廉斯與自殺防治機構的偽善〉（Robin Williams and the Hypocrisy of Suicide Prevention Organizations）的文章寫道：

就我個人來說，對自殺防治機構沒有印象也不屑瞭解。最近媒體報導了幾樁自殺案件，從那些機構成員與發言人發表的談話來看，我根本不覺得他們在乎任何年老、生病與身心障礙的人決定自我了斷的痛苦。（當然，除非我們是羅賓・威廉斯）。

他接著強調指出，奧勒岡協助死亡合法化後，可能導致當地的自殺率飆高。根據美國中央疾病管理局（Centers for Disease Control and Prevention）的統計，奧勒岡州的自殺率在全美僅次於懷俄明州，但是協助死亡在懷俄明州並不合法，其他名列自殺率前十名的州也都不合法。

德雷克嚴厲批評，自殺防治機構忽視兩者可能有關連。就連「協助死亡」這個詞都令他覺得非常憤怒。他認為那只是自殺的修飾用語，足以顯示美國社會退步多嚴重，把自殺當正常行為。他說得對，協助死亡是委婉的說法。但是從「人道」與「尊嚴」的角度來看，痛苦可能比生命本身更不堪，尤其當生命無意識、無法回應或是走到末期。德雷克在文章中還談到，我們社會生病了，所以被看輕、脆弱的人才會提前死去。可是對於疼痛與折磨，卻不見他釋出理性討論的空間。還沒死協會的論調不免讓人覺得有點自我中心：看看我們，想像我們經歷這麼多苦難與歧視，我們每天都要拼命才能活著——努力起床、努力經營這個網站、努力保持快樂。如果我們做得到，如果我們可以「抵抗」這個認為我們沒有價值、沒有貢獻、不把我們當人的世界，那任何人都可以。他們譴責社會不支持身心障礙者，所以他們才被當成隱形人、生活困難重重，但他們也知道如何善用這種劣勢。看著還沒死協會發起的運動，你不可能不謙虛、不可能不敬佩、不可能不去想每天從床上爬起來有多容易。他們逼你重新思考，要不是你有身體優勢，你又如何穿梭世界各地。但比起主流的安寧療護團體，他們的立場傲慢：我們才知道什麼是最好的死法。以當前安寧療護的精神來看，最好的死法是平靜、深沉地離開，最好身邊有關懷的人，讓整個過程更具有精神層面的意義。但對於還沒死協會來說，最好的死法是尖叫掙扎——絕不輕易死去。

我和比爾・皮斯的初次互動就是一連串尖銳又令人費解的部落格文章。由此可見他不要「輕易死去」。德雷克看到我寫的文章，也在自己的網站回應。他說我之所以漠視身心障礙權利的問題，是因為我「無知，或者單純只是想引用錯誤的訊息」。皮斯在他的部落格回應，認為我刻意將身心障礙者的生命置於危險之地，或者我就是愚蠢。我很驚訝受到雙面夾攻。但我必須問自己，我對身心障礙者的無知讓我無意間成為危險人物嗎？就像某些美國人認為，監獄裡有那麼高比例的黑人囚犯，就是因為黑人犯罪率高。我在維護一個將不公平機構化的社會嗎？對身心障礙者而言，那個機構就是醫院，不是監獄。也許不完全是醫界人士，還有想把我們身邊最脆弱一群人都殺光的社會運動者。

二○一○年四月六日，我開車到康乃狄克和紐約邊界的濱海小鎮卻斯特港，從紐約市往北大約一個半小時的車程。比爾・皮斯和我決定在海鮮餐廳共進午餐。比爾覺得和我共進午餐不會有什麼問題。直到我們在網路上論戰之前，我也不覺得自己威脅到身心障礙人士——但我現在有自知之明。我在開車途中列出身邊的身心障礙好人：我的法蘭克叔叔，他有癲癇和今日所謂的唐氏症，並且活到八十多歲；青少年的時候當過一個聽障孩子的保母；姑姑瑪莎珍患有小兒痲痺；我的安寧療護病人寇先生有帕金森氏症。我有過一些同事、男友和朋友患有注意力缺失症、閱讀障礙和亞斯伯格症。我和老年人相處過很長的時間，無論是當安寧療護志工或照顧家人。我也從來不曾否認自己和他們的關係。列舉這些人讓我感覺自己像個列舉黑人朋友的白人，證明自己沒有種族歧視。我下定決心向比爾證明我完完全全把他視為和自己平等的人，我不會被殘疾或「不正常」嚇到。我也很確定，比爾下定決心要向我證明他可以做任何我能做的事，除此之外，他還要證明這個世界只看到他的輪椅，並不瞭解他。我也不知道，我、比爾還有整個社會，要如何改變彼此對身心障礙者的觀感。黑人和其他少數族群因為他人觀感和歧視經常置身危險之中。此外，性別這個身分範疇也是個議題，這就攸關我的權利。女性容易遭遇的危險我可是很清楚，例如穿著迷你裙與高跟鞋在深夜行經陰暗的街道。

我提前抵達卻斯特港。我到的時候餐廳還沒開門，所以我抓著手機坐在停車場的路邊，看著比爾的貨車駛進停車場。我知道比爾大約五十歲上下，但貨車上的他看起來更年輕。他打扮休閒，穿著牛仔褲和長袖T恤，棕色的長髮梳到後方綁成馬尾。他的前額髮量較少。比爾停好車後，我們決定走到附近另一家他知道的無障礙印度餐廳。我看著他從貨車轉換到輪椅。印度餐廳很安靜。我們是前幾位享用自助餐的客人。服務生急忙前來搬走一把椅子，從我們的餐桌騰出空間給比爾。我拿起餐盤說：「走吧？」比爾把餐盤放在他的大腿，接著我們走到蒸汽翻騰的不鏽鋼餐台取餐。我們大快朵頤，聊到下午，直到午餐人潮散去。我們兩人都很意外，其實我們許多想法類似，包括網際網路是個發洩憤怒與預設他人立場的好地方。當你和那個人見面，預設的立場就消失了。然而，面對面坐著的時候，兩人之間細微的差異再度浮現。

比爾告訴我，大約在十或十一歲的時候，他開始注意到神經肌肉的問題。他的四肢不能如他所願移動。家人全力支持他，幫他取得當時最好的治療。當時是一九七〇年代初期，癱瘓的治療宛如新世紀般蓬勃發展。一旦診斷出脊髓積水（hydromyelia），就是脊髓空洞導致積水的疾病，比爾和家人就知道接下來會發生的事情。他每天早上醒來就會想著他的腳趾，如果他還能移動拇趾，那一天就沒事。比爾的文章提過，大約十二歲的時候，他就讀的天主教學校有個修女告訴他：「你不用再寫作業了，因為你是天主特別的兒子。」他的母親完全不同意。她下定決心自己的兒子會和其他小孩接受同樣的教育。比爾馬上就轉入公立學校。「無論我病得多重，或能不能走路，我和我的兄弟姊妹、同學完全沒有不同。我是皮斯家的人，而在我們家，我母親告訴我們，我們要抬頭挺胸。」十八歲那一年，比爾下半身完全癱瘓了。但他的癱瘓不像一條你可以用手試探的直線，並非上半身有感覺但下半身完全沒感覺。他的腰部以下還是有一些感覺，例如按壓。見到比爾的時候，我還注意到另一件事情，就是他對身體隱私的感受大為不同。除了我的安寧療護病人，我還沒遇過毫無忌諱暢談身體功能和治療的人。很多人都照顧過比爾的身體。

比爾擁有霍夫斯特拉大學（Hofstra University）的學士文憑，並於一九九二年獲得哥倫比亞大學人類學博士的學位。「什麼是壞瘸子？就是像我這樣明顯殘疾，卻高度意識自身公民權利的人。」他寫道。比爾搞社會運動的風格很奇特，混合了硬漢的抗拒與脆弱。他在網站上寫道：「我不想要紐曼的同情，或其他人的同情。」比爾很確定整個社會都在找他麻煩，這一點他屢試不爽。為了對抗，他被迫、被教育要向所有人證明，自己和任何人平等。年輕的比爾「被洗腦成極度自給自足與獨立的人」。但隨著他走過人生，結婚、生子、離婚，最終投入身心障礙權利運動，他開始意識到從前因為被洗腦而不瞭解的事。二〇一〇年十月他在部落格寫道：

自從我癱瘓後，我一直完全獨立生活。確實，我把獨立當成自我認同的核心。我就像多數的美國人一樣，賦予獨立極大的價值。然而不同的是，我也瞭解獨立消逝得多快。我經常思考美國人尊崇獨立的理由。像我們這樣癱瘓的人、暫時或永久失去獨立的人、還有重症末期的人，才能瞭解獨立是多麼荒唐。

我不知道這段文字有多少是發自內心。但我們誰能說自己沒有歧見……或虛偽？談到心智障礙者時，比爾捍衛障礙者的立場就顯得薄弱，或是有所區別。至於嚴重腦傷的病患，像泰莉・夏沃，他的區別心就更明顯。他反對醫生撤除自己的、甚至夏沃的維生系統，但還是無法解決生死的界線應該劃在哪裡。他對身心障礙權利的看法永遠倒向護生派那一頭，從無例外，不管病人或家屬怎麼看待活著這件事。

二〇一四年春天，比爾寫了一篇名為〈壞女孩〉（Bad Girls）的文章刊登在《天井》（*Atrium*）並引起爭議。《天井》是西北大學醫學院醫學人文與生物倫理計畫的年度報告。巴里那（Rachelle Barina）和史達（Devan Stahl）在 Bioethics.net 摘要比爾的文章如下：

「頭部護士」是指一九七〇年代末期幫像他那樣年輕的癱瘓男子口交的女人。皮斯描述，擔心「屌」不能工作或不能「幹」的男人，「前凸後翹的年輕女人」會給他們「世界級的口交」。皮斯描述自己的絕望，也期待與「頭部護士」見面。皮斯懷念地說：「這個女人能夠提供我相當的照護和不復存在的情感。」「她重振我的雄風和男子氣概，我永遠都會感激。」「那個護士為我注射了一針慈悲的性愛良藥，讓我成為更好的男人，」而且最終「讓我得到自我」。

因為這篇「壞女孩」，《天井》變成眾矢之的，受到生物倫理學界人士的抨擊。他用「女孩」這個字，等於幼化在醫界工作的女性，給人家「放蕩與行為偏差」的刻板印象。這份報告原本想要呈現醫學史上的女性先鋒，但這種性別歧視可能不是眾人希望看到的內容。像我這樣對性別議題特別敏感的人，就特別會覺得比爾的文章很傷人。巴里那和史達寫道：「雖然女性可以透過性別與情慾展現權力，但是我們的文化經常預設女性的身體是男性可求取使用的物件。不論女人爬到哪個的權力位置，只有男人認為『服從男人是女人的義務』，女性就很容易受到暴力侵害與剝削。」

三十六年來坐在輪椅上的日子，脆弱與隱形的感受時時伴隨著他，也形成對醫療體系深刻的恐懼。因此比爾更加堅定決心，要保持（男性的）獨立。他不斷強調自己是多麼叛逆、不守體制的人。別人的期待是，都坐輪椅了，就應該乖巧溫順，高興地接受可得的福利措施，他卻不以為然。他撻伐醫生、護士和行動方便的人，還有不請自來幫他禱告的宗教人士。他痛恨全世界那些只想尋求治療、不接受自己身體殘弱的克里斯多福・李維（Christopher Reeveses，譯注，摔下馬而癱瘓的電影明星），還有那些一再問他兒子是不是他親生的老師。有些單位邀請他主持身心障礙研討會，會場卻沒有無障礙設施，有些廠商製造身障的必需品，例如高科技床鋪或座椅靠墊，但每樣都是天價。國會議員老是說會幫身心障礙人士爭取權益，卻完全無意修改現行法律。更別說護生派人士，為了推行自己的運動才自稱身心障礙者。

我們那天下午的談話非常熱烈，最後我們兩人發現午餐時間早就過了。夕陽掛在卻斯特港邊，水面反射的光映照我們周圍，所有光滑的事物都反射出刺眼的白光。我該開車回市區了。我去了廁所，回來後發現一對坐在我們隔壁的夫妻來找比爾說話。他們遞給他一張禱告卡，一本印著彎彎字體的小冊。他們問他「變成那樣」多久了。他們告訴他，他們會為他禱告。我忍著笑意。比爾才不是會禱告的人，不管在散兵坑裡、還是在輪椅上都不會。我們離開餐廳，前往停車場。

比爾告訴我，這種事情經常發生。他在壞瘸子的網站上提到，有一個男人在超市裡頭尾隨他，最後當他把東西放進貨車時，那個男人攔住他。他說：「神把你擊倒，因為你心裡有惡魔，你犯了罪大惡極的罪。」我告訴比爾，我以為人人都有罪，誰不會以貌取人啊？不過這位超市跟蹤狂特別惡毒，真可謂教會之光。天黑後遇到年輕的黑人男子，我都會抓緊皮包。當然我不該那樣，但還是意識到自己的動作。遇到叫我微笑、說我穿工作服很好看、說我丈夫真幸運的中年男子，我會皺眉打發他走，但前提是我人在公共場合，可確保人身安全、不會被暴力相向。種族、性別、殘疾、性傾向——我們都以自己的預設立場看待他人，說出的話也透露一切，雖然這都不應該。我們要怎麼改變以貌取人？我們要怎麼停止歧視的言論，並防止隨之而來的人身危險？比爾和我都聳聳肩。我們改不了陋習，也只好不斷批評檢討。

比爾對我解釋，歧視行為中有些比較危險，我也同意，特別是體制的不公，如醫療和其他機構對身心障礙者的歧視（有些已經存在，有些還沒人提出）。不公不義就建構在體制裡，是文化的一部分。好消息是，只要能正確地傳遞訊息、提升社會意識，我們就可以改變文化。例如取消身心障礙教育學校，讓特殊兒童回到社區，民眾就更能意識到他們的教育需求。美國身心障礙法案（Americans with Disabilities Act）改變了某些事情，但還不夠多。比爾說，若協助死亡合法化，等於宣告，像他那樣或更艱難的重障者，你們的生命不值得活。整個社會都在走回頭路，一定會害死人。他在壞瘸子上面寫道：「醫生的工作就是找出身體哪裡出問題了。人感到身體不舒服時，我們就說他生病了。然而每個身心障礙者多少都處於不舒服的狀態。」不過他沒提到慢性疾病對生命的耗損。我相信他這個人，但不同意還沒死協會的作法，譴責立場不同者絕不是改變文化的最佳方式。他們想要效法黑豹黨的無畏精神，爭取身心障礙的權利，但運動基礎全建立在諷刺、不精確、憤世嫉俗（還經常不合邏輯）的情緒上。我也不大確定，他們這樣阻撓其他受苦又絕望的人追求法律權利，是否符合道德或其他價值。那次訪談中，他告訴我自己才剛成為還沒死協會的董事之一。

幾個月之後我又北上卻斯特港與比爾共進愉快的午餐。我們彼此關心，友情延續了好幾個月、好幾年。八月的時候，比爾寫信告訴我他的狀況不好，他動了一個不成功的手術，「得處理第四級嚴重感染的傷口」。諷刺的是，他告訴我，手術就在美國身心障礙法案立法二十週年那天。他洗澡的時候注意到髖骨那邊怪怪的，於是按了一下，手指竟穿過皮肉直達骨頭。飄出的氣味告訴他那是感染。對於半身或全身癱瘓的患者、不常翻身的老人，或任何某區骨頭經常承受壓力的人，褥瘡是一大隱憂。比爾懂得如何規換轉換身體不同部位的承重。碰面時，你立刻就會注意到，他經常移動，把身體的一邊從椅子上抬起來，然後換邊。他一輩子幾乎都生活在褥瘡的威脅底下。這次的經驗證實褥瘡有多危險。他住院好幾個禮拜，動了兩次手術。好幾個月無法坐直，只能挺著身體以意志熬過吃力的復健。「你身邊有人幫忙嗎？你好點了嗎？」我寫電子郵件給他。三週後，他回信說還要再動手術。十二月的時候他在部落格上寫道：

過去二十四小時我幾乎都在想著我的傷口。我覺得我好像失敗了，或說我的身體失敗了，傷口無法癒合。長久以來，我都是個聽話的病人楷模（patient compliance），所以傷口這樣不能怪誰。我並不經常坐著，事實上我坐的時間十分有限。我試著盡可能不移動髖骨，但沒什麼用處。我擔心、非常擔心接下來的情況。皮瓣植皮手術（保有自身血液供應的皮膚被取下移到缺損處）在我看來是最後的辦法。如果失敗，我的麻煩就大了。我擔心的不是手術例行的程序出錯，我知道手術風險超出我的掌控。我擔心的是手術失敗後會怎樣生活。到時候我就玩完了，再也不能正常坐著。就只剩我和四面牆了。

在二〇一二年《黑斯廷斯中心報告》的七、八月雙月刊中，比爾寫了一篇文章〈舒適照護形同否認人格〉（Comfort Care as Denial of Personhood），描述他在數個月間反覆接受手術的經驗。文章這樣開頭：「現在是凌晨兩點鐘。我病得很重。我不知道自己在醫院待了多久，過去兩三天一片模糊，人和事物像走馬燈一樣轉過。」他繼續說明，駐院科醫師進來房間的時候，自己已經「疼痛、發燒、嘔吐好幾個鐘頭」。「護士出去之後，狀況就來了，我完全被症狀控制住，嚇得全身癱瘓。」醫生問比爾，他是否「瞭解當前情況的嚴重性」，比爾說是。醫生繼續說明接下來可能的情況：要花上六到十二個月才能恢復，而且前提是傷口會癒合。他有可能無法再度坐著，或是無法坐在輪椅上。他可能無法獨立生活。他可能會面對驚人的醫療費用，還有探底的情緒崩潰。醫生又說，比爾正在服用的抗生素可能對他的器官造成傷害，尤其是腎臟。總之，醫生無法保證康復，很多人都撐不過去。「這一連串的災難，我和其他身障人士都很熟悉。至於接下要面對的生活窘境，我們癱瘓的人也早就被嚇到沒感覺了。」比爾寫道：

他接下來說的事情令人想忘都忘不了。要不要服用抗生素，決定權只在我一個人身上。他告知說，我有權利放棄任何藥物，包括救命的抗生素。如果我選擇不再繼續目前的治療，他們可以讓我身體舒服些。我不會再感覺任何疼痛或不適。雖然他沒有明說，但是意思夠清楚明白——我可以幫你安詳地死去。顯然死亡比安養院、失業、破產和終身臥床都還要好。我不太記得我說了什麼，也不記得我怎麼說的，但我強調，我要繼續治療，包括那個抗生素。我想活下去。

包括我在內，很多人都認為知情同意能夠實現病患的醫療權利，但這篇文章把我們嚇壞了。我知道，那位醫生確實在做他的工作，他告訴比爾將來可能的情況，並且給比爾機會，決定他想要的治療，但比爾視之為威脅。身心障礙人士在回憶錄中常寫到各種歧視，但幾乎沒人寫到他這種經驗。醫生坦白說出的可能病況，聽在他的耳裡，是「終極的侮辱」，尤其他的心情低落又病重。這個經驗不免讓他想起協助自殺：「那天晚上，我發自內心覺得，我不是人，只是個悲劇角色，去死一死也好。那位醫生大發慈悲，給我結束生命的機會。」許多像他這樣感到絕望的病人會簽署DNR，寧死也不願忍受恐怖與折磨。他譴責那樣的作法：

那位醫生說的多半沒錯，我也幾乎踏上那樣的結局。我在病床上躺了將近一年。我花了一大筆醫藥費，但保險只理賠一小部分。在漫長且艱難的復原過程中，我心裡非常害怕。主要原因是，身為一個身障者，我的存在不被珍視。許多人都認為殘疾比死掉還慘，包括決定命運那天晚上遇到的醫生。

之後，黑斯廷斯中心的刊物上有一些回應比爾的文章，作者包括安妮塔・席爾佛（Anita Silvers）。她是一位學者，從小就坐在輪椅上。她寫道，雖然她「不能相信自己居然得跟醫療照護的提供者爭取自己的小命」，但知道為何遇到那位醫生比爾會如此震撼：「不是因為他不習慣被歧視，也不是驚訝舒適照護居然可以作為病人自由選擇的方案。」她認為，比爾反應這麼大，是因為他與醫生在「牽涉到的風險」這部分觀點非常不同。比爾和席爾佛都是了不起的人，大半輩子行動不便，熟悉各種生活挑戰與身體的疼痛。在輪椅上生活一定要有耐心，才能承受外界的歧視、政府立法的疏忽、世人擺脫不掉的偏差價值觀、不友善的環境空間、稀少的工作機會，還有資源與照護的不平等。那些到生命後期因創傷、年老或疾病而殘疾的人，完全沒有相同的能力，無法像比爾那樣驕傲地說：就算永遠不能行走，我也不在乎。

比爾不害怕殘疾，他已經這樣活四十六年了。他已經學會如何獨立、如何忍受疼痛、如何克服困難。比爾大聲疾呼要用不同標準看生命品質，那是因為他的能力過人。坐在輪椅上不會嚇到比爾（或席爾佛），但會嚇到我，也許還會嚇到比爾的醫生。經過多年住院和治療，比爾的忍痛極限一定比我高。為了自己的健康與行動能力奮鬥這麼多年，比爾絕對比我堅強。我當然讚賞他的能力，但我們無法也不能全盤接受他的標準。「像我們這樣的人，」席爾佛談到自己和比爾：「經常在健康欠佳的情況下正常生活。我們不只培養相關知識，還有適應環境的技巧與維持士氣的能力，比『一般』病人更能忍受困境。不只是健康照護提供者，每個人都得學著欣賞這些優點。」

人稱紐約州老年法之父的彼得・斯特勞斯（Peter Strauss）在紐約法學院（New York Law School）舉辦生命末期議題的研討會。他邀請我在研討會上演講。斯特勞斯的研討會名為「生命末期選擇的自由：政府、健康照護提供者與抗爭團體如何保護病人權利」，明確是要捍衛瀕死病人更多的權利，包括協助死亡合法化。斯特勞斯也是慈悲與選擇的董事。我受邀演講的場次主題是「獨特的人與議題」。當時我正在研究比爾・科曼的案例。他人還在康乃狄克的牢房絕食抗議，被監獄的醫護人員強迫餵食。我在演說中比較醫院與監獄的鼻胃管餵食作法。我排在瑪莎・賈伯斯牧師（Reverend Martha Jacobs）之後，她是布里克利夫公理教會（Briarcliff Congregational Church）的牧師，也是協和神學院（Union Theological Seminary）的教授，演說內容是從各種宗教觀點看生命末期議題。另一位在我前面演說的是西奈山醫學院的生物倫理學教授艾莉西亞・歐雷特（Alicia Ouellette）。歐雷特的演講明白談到身心障礙社群的擔憂，特別對於協助死亡合法化與撤除生命末期治療的疑慮。她認識比爾・皮斯，演說中也提到他的文章。稍微不同的是，歐雷特仔細點出，為何這麼多身心障礙社群不信任健康照護體系，並且提出建議：

提倡臨終選擇權的人，若想達到目的，最好能夠聽取並學習身障人士在健康照護體系經歷的經驗，再去談怎麼改變制度。臨終選擇權與身心障礙權利雙方支持者僵持不下，因此全國各地遲遲無法通過與臨終選擇權利的相關法律。前者應該致力於全面改造法律與健康照護體系，才能確保相關單位尊重生命未到盡頭的身障者。

那是個精闢的演講。演講過後，我走到法學院的大廳尋找廁所。還沒死協會的人來到現場抗議，他們在大廳中間排成一排，聲勢浩大，但安靜無聲，有些人帶著呼吸器，輪椅前面掛著標語。我拿了他們的傳單。「我們沒有出席，為何談我們的事？我們是身心障礙權利的運動者，我們反對黑箱研討會，要探討身心障礙權利卻沒有我們的代表人。」他們的反對意見沒錯。當天的演說名稱「獨特的人與議題」的確有欠考慮，參加者也沒人來自身心障礙社群。「關於身心障礙議題，歐雷特的評論偏頗、扭曲，完全犯了稻草人謬誤。她著作裡的相關內容錯誤連篇。」這麼評價歐雷特的研究並不公平，但協會的控訴有一項是事實：她談論身心障礙者的憂慮，但自己並不是身障者。

我繼續翻傳單。「身心障礙權利的運動人士對這些議題有許多擔憂，但安・紐曼不僅沒有給予公允的報導，反而扯到右派宗教人士那些宣傳口號，暗指我們搭上他們的順風車，反正我們就是可憐、被嚇壞的小瘸子，輕易就被政治團體收編。我們身障人士有自己的代表人，但她不承認。而且只要我們的立場不是她同意的，她就說那些意見不代表身障者的想法。」這些不實指控嚴重扭曲我的立場和研究，令人膽寒。相反地，我已經抽離宗教事務、專心研究身心障礙領域，也努力當個好讀者與部落客。我走到廁所痛哭。我終於理解，還沒死協會對異己的態度就是殺無赦。在自由快速的新聞界，我期待人人能展現專業、誠實與正直。但是對協會的人來說，只有每天生命不受到醫學效率、盲目媒體與像我這樣的人威脅，才需要展現那些美德。我太熟悉比爾・皮斯了，知道生存對他而言，就是把自己的恐懼和脆弱投射每個人身上。他沒有時間優雅，沒時間浪費在「腦死」、「自主權」這些專有名詞。他的權威來自於自己一生都在承受的疼痛和歧視。比爾和還沒死協會不需要我、彼得・斯特勞斯或艾莉西亞・歐雷特的保證與安慰。他們知道自己永遠不安全，而且我們全都有罪。

二〇一三年八月，一位名叫提莫西・包爾斯（Timothy Bowers）的男人從他的樹台摔下來，撞到七節頸椎中的第三、第四、第五節。包爾斯面對的未來是呼吸器和輪椅。他三十二歲，新婚，妻子艾比懷著他們第一個孩子。依照家人的希望，醫生把包爾斯從昏迷中救回來，問他是否願意依賴維生系統活著。「包爾斯必須為自己決定他要死還是活。」《時人》雜誌這麼寫。「撤掉所有的器具可能就沒救了。但他最不想要的就是坐在輪椅上。」艾比告訴媒體。「他永遠都不能擁抱親人、牽著小孩走路。他應該知道這一切，就讓他決定吧！即使他決定活下來，但生命品質會很差，也無法活很久。」包爾斯臨終之前，大約有七十五個家人擠在房裡。醫生移除他口中的呼吸管，以便和家人說話。艾比說：「我只記得他說了很多次，他愛我們大家，自己這輩子過得很精彩。」他的姊姊珍妮・修茲（Jenny Schultz）說：「到了某個時刻，他說：『我準備好了。我準備好了。』」

比爾・皮斯對包爾斯的死特別有感觸。要不是家人的庇蔭和自己的努力，比爾也會像包爾斯那樣死去。事實上，比爾每一天都毫無選擇，只能拼命活著。比爾在部落格「壞瘸子」上寫道：「他的死是悲劇，我不齒美國這個社會，連我都感到丟臉。」他責備每個人，包括可能會把包爾斯的故事拍成電影的好萊塢、醫生、護士、生物倫理學家，還有包爾斯的家人。「包爾斯本來不用死。第一次讀到這個故事時，我當下的反應是，這個人是被殺死的，被他的家人和醫生合法殺死的。人死了之後，生物倫理學家紛紛叫好，至高無上的病人權力啊！」比起包爾斯的死，比爾那篇文章的結論對我來說才是悲劇：「選擇死亡的包爾斯是英雄。選擇生命的我，被批評、討厭，說我浪費資源。我的存在深深被汙名化。死很簡單，活著才是犯賤。」

包爾斯死後，下一個月，比爾在哥倫比亞大學「身心障礙的未來」讀書會發表一篇文章（發給與會者，但沒有公開發表）。這篇邏輯有點混亂的文章名為〈凱沃基安的手下亡魂〉（Kevorkian's Body Count），比爾提到：「看看傑克・凱沃基安（Jack Kevorkian）的豐功偉業，末期照護與協助自殺合法化等議題的討論越來越分歧，都要拜他們之賜。」凱沃基安在一九九〇年代末期協助一百二十五人死亡，最後被判二級謀殺罪。有些人認為凱沃基安只是執行者，有些人則認為他擅於炒作話題。對協助死亡合法化的倡議者來說，凱沃基安是闖禍的怪獸，重創他們的努力，而且藐視法律，原本他們希望國會議員、媒體與社會能一起討論相關規定。對比爾和其他身心障礙權利運動者來說，他則是冷血殺手、「死亡權」推動者的同路人。比爾到處尋找凱沃基安以前的客戶，聯絡他們的家人，並詳細記下這些過程。比爾不認為凱沃基安是自行其事的孤狼或使命感很強的瘋狂怪客。在他看來，凱沃基安那麼鮮明的媒體形象，正代表這龐大「死亡文化」的一部分，這個文化立志消滅憂鬱、失能和生病的人。他列出許多傳播媒體，包括電影、音樂（Ice-T 有首歌就叫〈覺得你的人生很難過？打給凱沃基安〉），說明凱沃基安「大大改變死亡與協助自殺的文化觀感」。

那篇文章涉及很多主題：選擇、知情同意、以病患為中心的照護，但並沒有明確的論辯主軸，只是一個社會運動者的長篇大論，反對、嘲弄某個主張，接著進入下一個。病人和家屬不知道自己需要什麼，但比爾知道。不可諱言，他也說對了很多事。「社會大眾被誤導，以為身心障礙人士就是這樣那樣，對重度障礙者更是有大量的負面觀感。這一切都助長我們對生命品質的刻板標準。」我知道他是對的，但我也知道自己不會馬上就去改變我的預立醫囑。

幾個月後，我開車北上到比爾在紐約凱托納（Katonah）的家。那天晚上很冷，我天黑之後抵達。那是個空間開放的紅磚屋，有很多窗戶。我帶了酒和沙拉；比爾做了烤雞，外皮酥脆，旁邊點綴香料。我們說笑、爭論，更新生活近況。彷彿我認識兩個比爾：在網路和報紙上痛罵世界的比爾，以及為我介紹他家和為我做飯的比爾。

那天晚上，享用食物後，我們都開始打呵欠。比爾給我一個禮物。一個比手掌稍大的精緻木盒。沉重的木蓋有特別設計，蓋上時會發出紮實的聲音。盒子四面是雪松木，上頭畫著原住民圖騰，包括紅色、黑色面容的男人和動物。底下有一個環形的花瓣圖章，寫著「上史卡基特部落」（Upper Skagit Tribe）。這個部落是許多住在普吉特灣（Puget Sound）的部落之一。一八〇〇年代中期之後，他們被趕進保育區，無論是宗教信仰或打獵活動都受到法律限制。一九六八年，部落追討被拿走的土地，獲得賠償三十八萬五千四百七十一．四二美元。今天部落成員在埃弗雷特（Everett）經營大型賭場以及有一百零三個房間的旅館與會議中心。這個盒子是比爾幾年前去華盛頓州的時候帶回來的。他正在清理房子，準備搬到雪城（Syracuse），開始新的教職工作，進入生涯新階段。

協助死亡運動也進入新階段。有些領導者採用艾莉西亞．歐雷特的觀點，希望與身障運動者合作，從這個角度宣導協助死亡。凱薩琳．塔克長期擔任慈悲與選擇宣傳與法務部門主任，她曾參與重要的訴訟案，在州與聯邦最高法院申辯，案子包括使蒙大拿協助死亡合法的巴克斯特訴蒙大拿案（Baxter v. Montana）。二〇一四年九月，她成為身心障礙權利法律中心（Disability Rights Legal Center）的執行董事。二〇一四年九月十三日，塔克上任之前，還沒死協會的戴安・科曼在他們的網站刊出公開信，對象是身心障礙權利法律中心，內容說道：「我們過去與貴單位合作過，也希望未來能持續合作。貴單位若聘用塔克女士，等於當下跟身心障礙團體、乃至全體社會作對，影響深遠。就協助自殺合法化一事上，貴單位的人事案將會導致與盟友分崩離析。對於這一切發展，我們感到非常遺憾。」那封信底下有二十多個身障權益團體的連署聲明。五個月後，塔克與身心障礙權利法律中心在紐約州提起協助死亡的訴訟案。

第八章　死在監獄裡

我只見過莫爾先生一次，但一次就夠了。我走進他的房間時，他坐在病床上。我邊說哈囉邊走向他。他正等著我，看著我的筆記本和筆，彷彿對我有所求。他不是真的討厭鬼，但就是讓人不自在。他的精力過剩，好像急著做什麼事情。他伸出手歡迎我，我和他握手。我有種感覺，他很久沒和女人握手了。房間安靜，而且非常乾淨。莫爾的床單清新潔白，床頭櫃上放了一杯水。他穿著睡衣，頭髮乾淨（根據我的經驗，這是判斷病患獲得妥善照護的指標之一），但確實需要修剪。近午的太陽仍掛在東方，柵欄的影子在修剪整齊的冬日草皮上投射出細長的線條。莫爾一臉病容。他看起來精疲力盡，彷彿漫無目的奔跑許久、卻停不下。

莫爾立刻開始對我訴說他的疾病和豐功偉業，矛盾的是，他希望搏得我的同情，也希望得到尊敬。他左邊的膝蓋動過七次手術、新車價值九萬五千美元（天！你真該欣賞一下）、直腸有個流血的腫瘤、最要好的朋友是個警察、他以前當過獸醫助理、在佛羅里達有四間房子，準備要蓋第五間。他防衛心很重，又急於在我面前表現，令我感到不安。我分辨不出什麼是真的、什麼是吹噓。邊聊我邊筆記。這時他的安寧療護志工走進房間，是一位短髮寬臉的拉丁男子，叫做拉米瑞茲。拉米瑞茲說，大多時候他們相處只是聊天。「有時候我們會看電視。」他用下巴示意病床尾端掛在牆上的電視。他們兩人都說這間房間很好，比莫爾之前待的好太多了。他們稱讚這個安寧療護病房，除了有電視和收音機，還是安靜的單人房，可以享有隱私。

我問拉米瑞茲為什麼來當安寧療護志工，他說和莫爾在一起，讓他成為更好的人，讓他思考什麼才是生命中重要的事情。他們聊了很多，比方人生可以重來的話想要改變的事情，還有未來想要一起做的事情，例如開著莫爾的新車「繞繞」，或者參觀他在佛羅里達每一間美麗的房子。拉米瑞茲很高興成為安寧療護的志工，因為這是一件有意義的事，和莫爾先生相處是他的榮幸。我可以感覺工作人員站在房間外面的走廊，從我左邊的肩膀望向門上的窗就可以看見他們正在看著我、看著莫爾、看著我的筆記本。當我感覺工作人員越盯越緊，便打算告辭。莫爾說：「寄給我妳寫的文章。」他問我是否可以交換地址。我遲疑，對這項要求不太自在，於是寫下我的辦公地址。他把自己的住址念給我聽，重複那些數字、確定我寫對：強納森‧莫爾，DIN（部門識別號碼）01F4775，沃爾什（Walsh）區域醫療部，莫霍克矯正所（Mohawk Correctional Facility），羅馬鎮，紐約州。

我開了四個半小時的車到紐約州的羅馬鎮，預計隔天拜訪莫霍克監獄、瞭解他們的安寧療護計畫。Google地圖帶我走上往奧爾巴尼（Albany）的公路，然後往西北經過幾個城鎮——阿姆斯特丹（Amsterdam）、小瀑布（Little Falls）、赫基默（Herkimer）和福洛伊德（Floyd），天黑後抵達目的地，住進南詹姆士街的旅館一四七號房。南詹姆市街穿越羅馬鎮的西南，經過三六五號公路，抵達監獄前向東轉就是了。紐約州立矯正部副部長暨醫療官卡爾‧柯尼斯曼（Carl Koenigsmann）寫了一封電子郵件，要我九點半就抵達監獄，才能準時十點與他會面。安檢程序需要花上一點時間。「妳不能攜帶任何電子設備或照相器具進入監獄。」他寫道：「包括呼叫器、手機、黑莓機、平板電腦、筆電、錄音機等等。」隔天早上，旅館的櫃臺人員告訴我莫霍克的方向。「妳不可能找不到。」他不耐煩地說。

莫霍克曾經是療養院，專門收容發展性障礙的病友，佔據莫霍克與奧奈達（Oneida）部落區最南端一百五十公頃，一九八八年轉為中度安全管理的監獄。今日裡頭約有一千四百名受刑人，其中一百一十二名在「專業護理部」，也就是沃爾什區域醫療部。這個單位收容紐約州中部與西部的受刑人。獄方提供多種治療方案，幫助受刑人戒除毒癮或矯正性侵犯的身心問題，除此之外也有園藝課程。二〇一〇年，矯正機構協會的報告寫道：「成效頗佳，草皮修剪整齊，教室與辦公室裡有多種植物盆栽。」但我於二〇一三年寒冬拜訪的時候，並沒有看到植物。

莫霍克的停車場幾乎是空的。我把包包留在駕駛座，緊張地走進大門。我從來沒有走進監獄。沒有什麼比入場規定、隨行人員更讓你察覺自己的存在。我馬上發現獄方對我的拜訪比預期中慎重。除了全身掃描，還要檢查證件、登錄電腦資料，同時間，一群工作人員在大廳集合。典獄長保羅・剛亞（Paul Gonyea）和柯尼斯曼護送我進一間小會議室，沃爾什的醫護人員跟隨在後。簡報一開始先介紹監獄概況，接著播放影片，說明莫霍克如何善待受刑人，比如提供循序漸進的更生課程，協助自我成長、找回生活目標。除了介紹機構簡史，影片中還詳細介紹獄區環境、工作人員和受刑人的數量。受刑人出獄後，可應用獄中學到的課程從事商業活動、繼續升學或轉到其他銜接教育機構。莫霍克還生產當地所有受刑人的食物。根據網站的課程描述：「受刑人受雇於食物生產中心，我們會教授銷售技巧，以利他們成功融入社會、成為勞動人口。」

獄方的安寧療護計畫有個特點，就是不讓病人獨自死去。護士告訴我，末期病患，特別是監獄裡頭的獄友，需要與人接觸、有人陪伴、有機會講述自己人生。獄方也提供機會讓健康且表現良好的受刑人受訓成為志工，好回報他們的伙伴。「我們的受刑人受訓成為志工後，體會到真正的滿足感，」白天的安寧病房護士對我說。「他們為自己做的事情感到光榮。以前他們只想到自己，現在會把他人擺在自己前面。」這位護士相貌姣好，穿著一身黑色的服裝，語調冷靜、相貌姣好，戴著一枚高雅顯眼的戒指。工作人員告訴我，志工訓練一年一次（為期一週），但一整年都有人申請。她親暱地稱沃爾什的病人「我的病人」，表達自己對病人的真誠與對整個計畫的信心。接受安寧療護的病人當中，十一人有愛滋病，七人有其他重大疾病，如癌症。瀕死的病人有特別的病房，除了單人居住，還有電視、收音機、特別餐飲，但工作人員要特別小心，這種病房有可能成為「犯罪溫床」，有人拿嗎啡換香菸，或是找女性員工獨處。他們告訴我，安寧病房只接受壽命剩下六個月或更短的病人，但有的人會活久一點。一個護士說：「他們有機會面對自己的感受。」

會議室看起來就像任何一間公司的辦公室，只不過窗外有綿延數哩的圍欄，包圍整個地平線。會議室一面牆上有監獄的空照圖，另一面是一些激勵領導者的海報——你會在新創公司看到的那種。離入口最遠的牆擺滿書櫃和影片櫃。這個會議室本身也有商業用途。他們向我推銷安寧療護計畫的好處。工作人員努力照顧的病人和受刑人，彷彿己出，也培養志工的慈悲情懷，期待他們出獄後能繼續維持。我身邊圍繞的這群專業人士，嚴正看待自身的職責，投身於照顧受刑人的生活與福祉。社會大眾往往把監獄想成邪惡的地方，環境低劣、關著可怕的壞人。在場的人把我當成宣傳工具，讓我逢人便說莫霍克的好。我可以理解他們的工作重點：人道對待、教育課程和健康照護。受刑人控告監所人員與官員虐待的案件很常見，例如二〇一四年受刑人集體控告加州鵜鶘灣（Pelican Bay）監獄，罪狀包括監獄環境擁擠、經常對受刑人實施禁閉懲罰。二〇一四年，紐約賴克斯島（Riker's Island）監獄管理人員則對受刑人施暴、性侵、販賣毒品。莫霍克的工作人員也很清楚全國的監獄爆出多少不公不義的醜聞，因此他們簡報的重點就放在安全、價值與合乎倫理。

但有趣的是，會議室內總有一種防備的氣息。我曾當過安寧療護志工，於是工作人員問我：「妳為什麼會想照顧快要死掉的人？」我注意到他們的語調別有深意。對自己從事的工作，他們感到驕傲、滿足，覺得自己讓社會變得更美好。真的，他們全心全意要我知道這份成就感。這些當然是宣傳手法，但工作人員和官員也真心相信自己在推銷好東西。我滿懷敬佩，不過還是不敢領教他們展現的家長主義態度。這些被關、被監視、被「雇用」、被社會隔離的受刑人受到幫助後，要去「回報」獄友。談到監禁的功用，我們都會提到矯正，但從相關政策、刑期和監所措施來看，實在很難相信成效如何。我難免會懷疑，部分原因是權力關係，受刑人屈服於監獄裡的大人物，有任何偏差行為都要被他懲罰。這個權威屹立不搖、不受挑戰。安寧療護單位的受刑人，無論是病人或志工，工作人員一談起他們，語氣中不免帶著「改造」的意味。

在沃爾什圍牆裡頭複製的安寧療護機構，它的理念與設計早就過氣了數十年。只有老派的安寧療護才會指引病人去反省自己的人生，但這一點在監獄的圍牆內竟出乎意料地合適，恰恰符合獄方的信念。這些人為什麼被監禁？就是因為他們從前沒能為自己負責、不懂得慈悲、不遵守規定、對社會沒有貢獻、沒有當個有用的人。安寧療護措施幫助他們原諒自己的罪惡，與世人和解。

既然美國有監獄，一定會有收容人死在裡面，但近來收容人年齡節節升高，管理人員就需要找出方法照顧年老、生病與瀕死的收容人，同時提供其他收容人矯正的機會——照顧臨終之人。如何讓受刑人面對自己的罪惡？看來最好的方法就是讓他面對死亡。

在「自由的世界」，也就是監獄以外的世界，全民的健康照護正處於危機之中。它每年花費超過兩萬七千億美元，佔比超過美國整體經濟六分之一。不斷攀升的花費威脅國家財政、地方政府預算以及各個家庭與年長者的福祉。國家花了超過八千億用在不必要與效率不彰的照護措施。支出如此龐大，二〇一四年非營利基金會美國聯邦基金（Commonwealth Fund）根據安全、效率、即時性等標準做出評比，美國的健康照護品質在已開發國家倒數第一。在〈魔鏡、魔鏡回答我：美國健康照護體系之國際評比〉（Mirror, Mirror on the Wall: How the Performance of the US Health Care System Measure Internationally）一文中，戴維斯（Karen Davis）與同仁發現，比起其他國家，美國每年在每個病人身上多花了三千美元。根據美國人口普查局最新資料，二〇一二年六十五歲以上的人口佔百分之十五，到了二〇三〇年，超過六十五歲的人口將是兩倍。如今仍有三千萬美國人沒有保險。我們的健康照護體系已經搖搖欲墜，接下來二十年只會更糟。

如果你真的想知道健康照護危機對於窮人、病人、老人的意義，就去監獄。實現兼具品質與效率的健康照護有多困難，看看這群人的遭遇就知道了。所有不平等、歧視與不公不義，在監獄裡頭都看得見。美國有兩百三十萬個成人在監獄裡，關了全世界最多的受刑人。一九九五年和二〇一〇年之間，超過五十五歲的受刑人是原來的四倍。位於紐約的監獄人權團體奧斯本協會（Osborne Association）二〇一四年發布報告《低風險的高代價：美國監獄人口老化危機》

（*The High Cost of Low Risk: The Crisis of America's Aging Prison Population*），據估計，到了二〇三〇年，五十五歲的受刑人將佔受監禁人口三分之一。在監獄的圍牆裡，這個集結社會病症的地方，想要深入思考美國健康照護和臨終照護的未來，到這裡就對了。

根據美國安寧療護與緩和照護組織的年度報告《矯正機構的生命末期照護》（*End of Life Care in Corrections*），二〇一二年美國監獄執行七十五個以上的安寧療護計畫，其中百分之五十需由收容人擔任志工。二〇一一年斯通（Katie Stone）、帕帕多普洛斯（Irena Papadopoulos）與凱利（Daniel Kelly）於《緩和醫學期刊》（*Palliative Medicine*）發表報告提到，收容人志工的優點是：「他們能夠同理病人的處境，這是自由的人無論自發或受訓都無法做到的。」他們知道身為受刑人的感受，更能夠與被監禁的安寧療護病患分享經驗，互相理解。報告也指出：「在重新激發責任感與關懷心後，志工心裡能會體會到重生的感覺，這是非常珍貴的經驗。」然而，這些計畫要能順利執行，有兩個主要的挑戰：疼痛與信任。獄方得克服病人的疼痛，意味著監獄裡會有大量的藥物（坦白說，那也是他們入獄的原因），這必然會產生問題。醫生和護士不得不承認，病人反映疼痛的時候，很難相信他們。斯通等人寫道：「用來緩解疼痛的麻醉藥可能變成犯人的黑市商品，於是整個安寧院區充滿不信任的氣氛。」此外，監獄文化充斥著「男子氣概」，許多病患不願承認自己的疼痛感受。但是更大、更難評估的問題就是：「監獄的健康照護人員可能會認為，受刑人活該受苦。」換句話說，疼痛是報應。工作人員開立止痛藥物給安寧療護病患時，會拖拖拉拉讓疼痛久一點。為什麼這些人活該受痛：小偷、殺人犯、毒蟲、強姦犯的下場不就是如此嗎？教會、社會大眾普遍都認為痛苦使人成長，有史以來，監獄這個地方就是要讓人受苦。

受刑人也不大相信監所人員會將自己的福祉放在心上。這個體系控制生活的所有面向，你會相信為這個體系工作的醫生嗎？這個體系是為了懲罰、征服、約束、限制、壓迫而建立的，你會相信它對你好嗎？監所的照護選項有限、無法讓人選擇想要的照護，於是受刑人對照護提供者更加不信任。火上加油的是，百分之五十五的監獄裡，病人必須簽署不施行心肺復甦術的聲明才能接受安寧療護。這麼一來，病人難免會懷疑，獄方實行安寧療護的目的是什麼，覺得自己權益被剝奪、甚至產生恨意。獄方一方面要考量病人的安全，又多少表現出「我知道什麼對你好」這種家長態度。受刑人覺得自己生命沒有價值，反正這個體系不在乎他們，只是想辦法要擺脫他們。英國的作法也頗受爭議，他們是把受刑人送到外面的安寧療護機構，或乾脆釋放那些病入膏肓而難以違法的受刑人。那份緩和醫療報告最令人難過的一句話就是：「對某些受刑人來說，關久了，監所人員和獄友就是他們唯一的熟人。」

沃爾什區域醫療部（Walsh Regional Medical Unit）是監獄裡的監獄，位於不規則擴展的莫霍克獄區中央，有自己的大門、圍牆和守衛。在寒冷的冬日空氣中，我和工作人員從沃爾什的大門走了四百公尺進入醫療部。整個獄區空無一人，不像真實世界。寬闊的碎石路因天寒而顯得慘白，它們通往周圍的建築物，像是縱橫整個獄區的銀色水管。數公頃的乾枯草地蔓延到圍欄之外。進入沃爾什前，我們穿越籠形的鐵絲網，它像條方形的隧道，至少有十二公尺。管理人員正在等待我們。我們登記後進入，通過金屬偵測器，離開中度安全管理區，進入高度安全管理區。

沃爾什的設施看來新穎乾淨，有寬敞的咖啡廳和座位區，醫療大樓和病房圍繞在咖啡廳四周。我第一個見到的病人是霍華・比格斯（Howard Biggs）。六週前他被診斷出第四期胃癌。比格斯來自奧爾巴尼，家裡有八個小孩。問到我從哪裡來，聽到我的答案他眼睛一亮。他有朋友在賓州的蘭開斯特，自己也在那裡待過。我們聊了彼此都知道的地標，去哪裡吃最棒的費城起司牛肉三明治。我問他為什麼入獄：「販毒、違反假釋、拒絕逮捕、違反宵禁規定。」他說的時候頭轉向一邊，用看得見皺紋的眼角瞄我。他很自豪自己只是因為販毒被關（只賣快克），但也為自己入獄感到羞恥。我不是監所人員，也不是另一個受刑人。我是「外面」的代表，來自世界的另一邊。他知道社會怎麼看待監獄裡的人。他說：「我們應該主宰自己的人生，但現在必須被少數人主宰。」失敗是他自找的，他不怪自己的種族出身、沒受過良好的教育、缺乏工作機會，也不怪誰害他藥物成癮，那些全都不重要。他被關起來，現在快死了，心中滿是懊悔。「我的心情在這裡變得比較好。」他說的是安寧療護病房。「自從我被診斷重症末期後，每一天都下雪，但今天出太陽了。」他看著窗外說。他告訴我他很害怕睡覺。「是的，我現在屬於這個州了，州政府是我的監護人。」他的語氣流露接受與順從。再也不會有「出去」的時候。比格斯知道未來就是現在躺的這張床，當他不再被州政府監護，意味他不再活著。

我回到比格斯房門外擁擠的工作人員中。我們都注意到他有多冷靜與輕鬆。我心想：「或是他被擊敗了。」柯尼斯曼說：「我們這裡對病人的待遇跟監獄外一樣，照護的品質相同。」有位護士告訴我：「較具挑戰的部分是，一方面我們不能失去惻隱之心，但也不能越界與他們太親近。」她的語調既溫暖又專業。在牆內，她也被州政府監護。她所受的醫學訓練，包括對病人忠誠、基本醫學倫理原則，都受制於監所人員這個身分。她受雇後，首先要服從州法律的以及監獄倫理，其次才是自己身為護士的專業誓詞。她能有惻隱之心，但前提是服從法律與監獄文化。透過法律，獄方機構化並強制執行自己的道德觀，不允許丁點的脫軌行為，犯人因此被汙名化並降格，還被要求得「行為端正」。

監獄和醫院有許多共同之處。我們都會把犯錯、異己、生病、行為偏差與不正常的人送去那裡。我們害怕死亡和疾病，因此把病人汙名化（並且鼓勵我們成為忠實的醫療消費者），就像害怕犯罪而汙名化受刑人。在醫院和監獄，那種害怕是不理性而且過度的，卻是左右病人與犯人「健康」的主要原因。院方要求病人順從，依照醫生的指示，表現符合醫院的規定和期待。為了治療生病的身體，病人照做，並約束自己的內心。同樣地，我們把人關進監獄並約束他們的身體，以治療他們生病的內心。在這兩個機構裡，我們相信好的行為可以治療、矯正，令病人與受刑人回歸正常狀態，他們回歸社會後就不會造成危險。但現實沒這麼簡單，表現良好不一定能回歸社會。我們經常錯誤地相信醫院能治病；我們以前相信監獄能讓犯人變好，現在也不相信了。監獄、醫院環境也許窗明几淨，有雪白的牆壁、微笑的護士和悉心的醫生，然而，對關在裡面的人來說，卻要承受嚴酷的管理方式和過分期待。

典獄長剛亞此時加入談話。他提到，沃爾什的員工常要面對一些特殊的醫療狀況。有些傳染病與慢性病高比例出現在監獄中，例如愛滋病和疱疹。有些受刑人長年流落街頭、濫用藥物又缺乏醫療照護，有器官退化的跡象。有些受刑人患有心理疾病，出現憂鬱、焦慮等症狀。當然，受刑人關太久各方功能也都會退化。我問剛亞，獄方是否提供受刑人保險套以防愛滋病和其他性傳染病。他說沒有，因為性交違反規定，不能發保險套。我問：「但這裡的人會性交，對吧？」他說：「這裡不允許。」同行的護士與工作人員互使眼色。監獄裡的愛滋病高得不成比例。二〇〇三年起，根據監獄強暴防治法（Prison Rape Elimination Act）

規定，司法部每年得公布監獄中發生的強暴案件。二〇一二年最新報告指出，監獄強暴發生的機率是百分之四，但人權專家質疑這個數據偏低。他們認為這份報告不夠全面，因為受刑人可能害怕或羞於舉發強暴。不過強暴受害者很可能感染各種疾病，甚至會致命，形同在你原本的刑期加上死刑判決。監獄裡有多少比例的合意性交？誰也說不準。紐約的矯正機構協會估計，有百分之五十五的愛滋病收容人沒被衛生單位篩檢出來。受刑人找不到什麼理由主動提報性傳染病或監獄強暴事件。痛苦是懲罰，或者說，痛苦是獄方的懲罰手段之一。你不遵守規定？那就付出代價。

受刑人也會出現一些特定的健康問題。他們比我們在外面的人老化得更快。奧斯本協會二〇一四年的報告指出：「監禁加重已經存在的健康問題，提高其他疾病發生的風險。最令人擔憂的是，被監禁的人身體狀況普遍退化。」監禁會減緩受刑人的時間感，卻會加速身體對時間的反應。監禁老化所折損的壽命比刑期要長。缺乏心理健康照護，加上異常的高壓力與焦慮，會使五十歲的受刑人身體年齡多出十到十五歲。超過五十歲的囚犯，百分之四十到六十都有心理健康問題。

監獄不是為老年人設計的，所以老受刑人得自己爬上床鋪、樓梯或走過漫長的通道。一頓飯必須在十二分鐘內吃完。犯人每天得從事例行工作，得嚴格遵守團體的時間規定。只要犯錯，無論是出於失智、頭腦不清、身體負擔不了或疼痛，立刻就會被處罰。監獄的生活紀律是為了矯正受刑人的心，他們因軟弱、邪惡、自私才會犯罪。這種改造觀念，無論如何實施都有問題。對老年人來說更是虐待。然而，針對受刑人老化的需求，政府卻沒有增加預算來改善監所環境。因應監獄人口老化的需求，我們需要多方並進的解決方法，但目前沒有一項容易就能辦到。

一般民眾健康照護的花費持續增加，受刑人的照護費用增加更快。目前政府要花一百六十億美元照顧五十歲以上的收容人，比整個能源部門的預算還高。監禁一名健康狀態尚可的受刑人，一年的花費是三萬四千美元，但是老人的花費是兩倍。

提前假釋和保外就醫的情況極為少見。假釋委員由州政府官員指派，所以委員會政治色彩濃厚。每個人都非常害怕受刑人再度犯下重罪。但老年受刑人犯罪和再犯的機率很低。奥斯本協會寫道：「五十到六十四歲的受刑人，再度犯罪而入獄只有百分之七，六十五歲以上的受刑人只有百分之四。」（美國受刑人出獄後三年內再犯的平均機率是百分之四十三點三。）「同樣地，」這份報告繼續：「五十歲的老年人逮捕率下降到百分之二，六十五歲則接近零。」保外就醫的相關規定全美三十六個州都有，但很少被使用。

健康照護在美國是樁生意。某方面來說，健康照護的獲利來源，就是那些生病、殘疾、老年、重症末期沒有生產力的人類。無論是營利的健康照護機構如保險公司、藥廠，到非營利的健康照顧提供者如醫院、研究中心，全都要靠個人的照護費用來維持運作。那些費用分別來自個人存款、私人保險給付、州與聯邦政府的福利，但最終都是從私人的口袋出來，也就是你的保費、薪水提撥、繳交的稅金。

健康照護產業把沒有生產力的人類變成收入來源，美國監獄效法這種模式，也在做這種生意。而且監獄還多了一個面向：受刑人越來越常被企業當成政府補助的廉價勞工。許多大企業，包括沃爾瑪、麥當勞、傑西潘尼、凱瑪以及美軍都直接或間接依賴監獄勞工生產產品，品項多元，包括制服、餐具、牛仔褲、假牙和雞肉餅。有些企業將業務外包給監獄，並要求監獄最低入住率為百分之九十——甚至高達百分之百——否則政府必須補償企業的「勞力損失」。監獄勞工極為廉價，時薪只有幾分錢，但政府卻十分鼓勵企業徵用，還給予補助。美國監獄是世界最大的囚犯勞工市場，就連用不上勞動力的公司，也可以從中獲得利益。某些私人企業資助的非營利組織，如美國立法交流委員會（American Legislative Exchange Council，簡稱ALEC）就與國會議員合作，精心起草監獄管理相關法規，以裨益「自由開放的企業」。

ALEC四十年前成立後，便常跑到健康照護的相關機構與監獄，代表企業進行遊說。該組織直接與參議員和企業代表接觸、共同起草法案（其實它就是國會議員與企業執行長共同資助的），試圖讓法院判決更嚴、刑期更長，類似「三振出局法」那樣。如此一來，監獄就可以擴張並維持人口密集度，提供企業所需的監獄勞動力，企業還可以取得建造、經營監獄的授權。企業蓋了新監獄，「犯人」就會來住。ALEC勢力不斷擴大。柯林頓總統於一九九四年通過三振出局法後，無期徒刑受刑人增加。美國社會階級拉大、失業率高居不下。九一一事件後，為了安撫人民恐慌，地方警力武裝越來越強，公共場所的監視器越來越多。

以上種種因素導致監獄體系急遽膨脹，更多獄所私有化。監獄的居民變成各國企業穩定的收入來源。國家為了處罰人民，把他們關進為企業提供勞力的監獄。企業在荒涼的土地上建造現代化監獄，聯邦政府再拿著納稅人的錢依法行事、補助企業。一切都以更生之名。

有些州已經禁止或暫停把監獄設施與服務系統外包給私人企業，例如紐約州。然而，由於美國監獄人口太多，企業又太自由，教育更生人那套理論正好可以用來合理化廉價勞工的事實，像是教導受刑人照顧他人，讓他們成為有用的人、回報社會。所以企業也應該收取高額的服務費，例如電信業者賽克利斯就向受刑人與家屬收取昂貴的電話費。此外，連獲利豐厚的健康照護都給企業包下了。

其實，在美國公民中，健康照護權益受到憲法保障的只有受刑人。憲法增修條文第八條規定，受刑人應獲得包含牙醫在內的醫療照護以及心理諮商。不過受刑人沒有資格獲得聯邦醫療保險或低收入戶保險（Medicaid），所以州與聯邦基金就得支付他們的健康照護費用，但這些服務又常發包給當地的醫療機構或私人公司。根據美國民權聯盟調查，寇里桑公司（Corizon）負責管理二十九個州的監獄，每年獲利十四億美金，但已經因醫療過失被告超過六百次。寇里桑公司自二〇〇一年開始負責紐約賴克斯島監獄的健康照護服務。管理單位的想法根深蒂固，受刑人活該受各種痛苦。民眾又很冷漠，沒人要關注受刑人缺乏照管，企業樂得沒人管賺大錢。

「不得施加殘酷與異常的刑罰」（nor cruel and unusual），這幾個字出現在美國憲法增修條文第八條中，據此，監獄必須提供受刑人健康照護。這一句話也出現在一七九一年通過的《權利法案》，不過它也是處決犯人的執行標準。在法律體系中，如何處決受刑人，長久以來都以「不得殘酷與異常」為原則。在一九七二年最高法院的弗曼訴喬治亞洲案（Furman v. Georgia）中，法官威廉・布倫南（William J. Brennan）記下五比四的判決，最終得出四項標準，以判斷處決是否殘酷與異常：刑罰不得「貶低人類尊嚴」、「以恣意的方式處罰」、「受整個社會反對」或「明顯不必要」。此案的判決令人費解，九位法官毫無共識，有人反對死刑的原因是過於「恣意」（arbitrary），但似乎只適用那個案件。然而，美國卻因此停止死刑。直到一九七六年格雷格訴喬治亞洲案（Gregg

v. Georgia）後，死刑的支持者才得修改法律，把弗曼一案得出的四項處決標準改用在監禁過程。

布倫南對刑罰提出四項殘酷與異常標準，以此來看，一九八〇年代後的主要處決方法「注射死刑」符合三項，卻有一項不符：受到整個社會反對。大多數的美國人已經失去對死刑的興趣，但特別是南方幾個州，死刑文化依然興盛。目前三十二個州仍保留死刑，但相關判決已經很罕見。過去七年，有六個州廢除死刑。儘管如此，處決的步調還是很快。美國是全世界處決人數第五多的國家，次於中國、伊朗、伊拉克和沙烏地阿拉伯。近年來大多數的處決案都在德州執行，二〇〇九年到二〇一三年之間共處決八十四名，其次是俄亥俄州（二十四名）、阿拉巴馬州（十八名）、俄克拉何馬州（十七名）和佛羅里達州（十五名）。在這五年間，百分之七十九的處決都出現在南方州。死刑的執行越來越恣意，端看受刑人所在的地區、出身哪個種族與階級，以及他可得的資源，例如律師。

雖然美國醫學協會明令禁止醫生執行死刑，卻沒有任何強制手段可以執行這項規定。我找不到任紀錄，沒有醫生因執行死刑而被吊銷執照。甚至，北科羅萊納還訂立相關法律，保障參與的醫生不受懲罰。格拉西克（Mirko

Danial Garasic）二〇一三年在《藥物、健康照護與哲學》（*Medicine, Health Care and Philosophy*）期刊中寫道，在二〇〇三年最高法院辛格爾頓訴阿肯色州案（Singleton v. Arkansas）中，法官判處受刑人辛格爾頓（Laverne Singleton）服用「令他保持清醒以便接受死刑」的藥物。執行死刑後，醫生得宣告被處決的受刑人死亡。他們也得好好照顧死刑犯，才能被政府殺死，而不是靠著自然死「逃脫」刑罰。自從注射死刑出現後，醫生在過程中扮演的重要角色更受到猛烈抨擊。施打藥物和估算劑量需要醫學知識，所以就連反對死刑的人也堅持醫生必須參與執行，注射死刑才不會成為殘酷與異常的刑罰。許多州政府會隱瞞執行醫師的身分，不讓他們曝光，以免受到批評。

相較於折斷脖子的絞刑與燒焦身體的電椅，注射死刑引進的時候被視為進步的替代方案。一九七七年，兩位奧克拉荷馬州的國會議員找上當地的驗屍官傑伊・查普曼（A. Jay Chapman），希望他設計藥物處決的方法，注射死刑便開始發展。福特漢大學法學院（Fordham University School of Law）的教授登諾（Deborah Denno）在文章〈注射死刑的兩難：醫學如何揭開死刑的面紗〉（The Lethal Injection Quandry : How Medicine Has Dismantled the Death Penalty）中寫道：「法律把救人的醫學變成死刑。政府考量政策時，每個階段都只關心錢、效率、社會觀感和討好選民的法條。醫界所關心的人道執法過程一點都比不上這些考量。」查普曼未曾諮詢醫生，也未曾研讀任何相關研究，便找出三種可行的藥物：讓人失去意識的巴比妥酸鹽、麻醉藥、停止心跳的氯化鉀。這些藥物便宜、乾淨，使用方式簡單，過程不讓人覺得兇殘。其他州很快也採納這種作法。但是打從一開始，不管臨床上的假象，注射死刑所謂的人道特色便受到質疑。一九八二年，德州首次執行注射死亡。執行者找不到受刑人查爾斯．布魯克斯（Charles Brooks, Jr.）的靜脈，他挨了數次扎針的疼痛，終於找到一條。那次之後，死刑資訊中心（The Death Penalty Information Center）在自己網站上列出超過三十筆有問題的注射死刑，自從它實施以來，每年都會出現一次問題。

過去幾年，監獄取得行刑藥物的管道有問題，於是爆出好幾件醜聞，注射死刑再度受到關注。二〇一一年，執行死刑的監獄官發現那三種藥的存量越來越少。巴比妥酸鹽的美國製造暨註冊商標公司赫士睿（Hospira）已經停產。監獄被迫尋找其他來源。加州和亞利桑納州能夠從英格蘭購買，但後來由於英國反對死刑，也禁止巴比妥酸鹽出口。少了那個藥，全國的監獄陷入恐慌，求助地下管道以獲得巴比妥酸鹽或類似的成分。有些州改用戊巴比妥，但事實證明戊巴比妥也很難找到。查馬（Maurice Chammah）在二〇一四年六月《德州月刊》（Texas Monthly）的文章提到：「法庭紀錄證實，密蘇里州一個著急的監獄官戴夫・德米瑞（Dave Dormire）付了一萬一千美元給在工商黃頁上找到的藥商購買戊巴比妥。他在發誓的證詞表示：『我付現。』」二〇一〇年奧克拉荷馬州需要巴比妥酸鹽，監獄官問德州方面有沒有，對方說沒有。二〇一一年，德州問奧克拉荷馬州要怎麼拿到戊巴比妥，後者也說不知道。查馬揭露這些消息後，尋找巴比妥酸鹽變成既駭人又不人道的鬧劇。他引用奧克拉荷馬監獄官後來在法庭上曝光的電子郵件：

「看來他們等到最後一分鐘。現在他們需要之前拒絕的人來幫助他們。」

奧克拉荷馬的助理司法部長史蒂芬・克萊斯（Stephen J. Krise）寫信給某同事：「那麼，我提議，如果德州保證接下來四年對奧克拉荷馬的美式足球賽都故意輸的話，我們就幫忙。」另一個奧克拉荷馬州的官員封他的同事為「戊巴比妥隊」，而且說他會要求「在其中一場球賽中場休息時，請人在場上頒發獎牌，感謝奧克拉荷馬州對德州死刑制度長久以來的支持。」

英國封鎖美國食品管理局唯一認可的非獸醫用戊巴比妥製造商後，荷蘭藥商靈北（Lundbeck）也寫信給十六個美國的州，要求他們不把藥物用於注射死刑。靈北要求買家簽下同意書，表示購買用途不是執行人類的死刑。二〇一四年三月，樓羅亞（Gregg Zoroya）在《今日美國》（*USA Today*）寫道：

監獄管理人員在沙漠面交行刑用的藥物。監獄官帶著大筆的現金去找另一個州的藥商買致死的鎮靜劑。整個國家每一個州都拒絕說明他們用什麼藥物使受刑人伏法。從法庭紀錄看來，奧克拉荷馬州的官員週一為了週四執法必要的藥物煩惱不已。他說他們急著要找到更多。助理司法部長賽斯・布拉納姆（Seth Branham）說：「這項工作大費周章，可憐的是，目前還是沒有什麼成果。」這就是美國死刑執行的狀況，非常有趣。

二〇〇九年一月，各州開始改變他們的執行程序。有些從神秘的管道獲得必要的藥劑，例如複方製藥廠，或者乾脆只用一種藥去執行。俄亥俄州是第一個採用單一藥物行刑的州，獄方於二〇〇九年處決肯尼斯·比洛司（Kenneth Biros）。亞利桑納州、愛達荷州、德州和南達科他州在二〇一二年跟進，喬治亞州則在二〇一三年。

我的電腦螢幕彈出一條Google的通知，是一則有關戊巴比妥的新聞。我打電話給慈悲與選擇奧勒岡州的諮商師蘇·波特。我知道當地人執行協助死亡時是用戊巴比妥，加上其他巴比妥酸鹽，例如西康那（Seconal）、耐波他（Nembutal）和司可巴比妥（Secobarbital）。在協助死亡合法的州，醫生負責開立符合法律規範的致死藥物。波特告訴我，奧勒岡人已經使用西康那多年，但這個藥的價格在二〇一一年飆漲。為了幫病人省錢，慈悲與選擇的醫生改用戊巴比妥。藥物通常來自於可信賴的複方製造廠，會做成藥粉或藥丸溶在病人喜歡的飲料中，例如柳橙汁或啤酒。協助死亡和死刑用的戊巴比妥有什麼不同？為什麼一個令人安詳地死去，另一個卻無法？首先，醫生在給藥過程中的參與程度不同。再來，死刑是結束健康人的生命，協助死亡是結束末期病人的生命。最後一個因素也很令人傷感，看過這麼多死刑執行的爭議後，你不得不承認，當事人的知情同意是兩造差別的關鍵。如果你的命運被政府掌握，歷經數十年的通知、上訴、等待之後才得面對死亡，那完全不同於一般病人的臨終心情。

二〇一四年十月二十三日，蓋洛普網站的民調顯示，百分之六十的美國人支持死刑，三十年來人數沒這麼低過。但是那個民調進行當年，正好發生一連串烏龍注射死刑，搞砸它給人的乾淨形象，也引起大眾關心。二〇一四年四月，睽違八十年後，奧克拉荷馬州同時要處死兩名死刑犯，但整個過程慘不忍睹。受刑人克萊頓・洛基特（Clayton Lockett）被注射之後，在行刑台上掙扎，還呼吸了四十五分鐘。州長也在行刑現場。他認為第一個犯人的處決沒有成功。洛基特痛苦掙扎時，監所人員趕緊拉上行刑室和觀察室之間的窗簾。經過冗長的行刑時間，洛基特才吞下最後一口氣。第二個處決的是查爾斯・華納（Charles Warner），一開始排在洛基特之後兩個鐘頭，後來延到十一月。為了當時我在寫的一篇文章，我和華納的律師瑪德琳・科恩（Madeline Cohen）通過電話。當時她有在法庭上提出要求，奧克拉荷馬州的行刑過程得透明公開，因為不明的藥物與程序就等於「殘忍與異常的懲罰」。「這不是關於受刑人，」科恩告訴我：「這是關於我們每個人的權益。常常有人問我，為什麼大家應該關心死刑過程是否人道。這是當然的，整個過程會透露出許多細節，讓我們得知自己身處於什麼樣的社會。我們是受法律約束的社會，但死刑是一個極度崩壞的制度。如果有人的生命在黑箱過程中被奪走，我們所有人也都很難倖免於難。」二〇一五年一月，華納於奧克拉荷馬州伏法。

二〇一三年四月一日，我第一次收到莫爾先生的信，就是在沃爾什跟我要地址的安寧療護病患。我到他的病房拜訪結束後，回到門外與工作人員交談。我謝謝他們給我機會認識莫爾先生，也期待和他通信。「你不能寫信給他，他收不到。」護理長說。比爾・科曼在康乃狄克州監獄絕食，結果被獄方強迫餵食，我和那位收容人通信多年，那為什麼現在不能和莫爾通信。我還來不及問，工作人員便轉身往走廊另一邊離開。拜訪後大約有三個月，我時常想起莫爾。我想知道獄方如何、為何選了那些病人讓我探視。我猜想，如果我不能寫信給他（反正我也不是非常想寫），他也不能寫給我。

沒想到他的信現在就在我桌上，信封背後印上「紐約州矯正與社區督導部轄下之收容人通訊計畫」。信紙是在一張對開的黃色橫線紙，內容都用大寫字體寫成。「我很抱歉佔用妳忙碌的時間。如果妳記得跟我談過話，就寫信給我，這是妳說的。」莫爾繼續寫道，沃爾什裡頭沒什麼變化，他希望秋天可以出獄。他正忙著設計房子、挑選建設公司，打算要蓋新家。他說現在還是住在同一個病房，但是監所人員想叫他搬走。「我已經拒絕，也備妥文件以便阻止他們。」醫生也寫了信，證明莫爾還是需要單人房，但是「安全部門的人員與主管」強迫醫生更改信的內容。莫爾說，我上次拜訪他的時候知道他很多事情，所以他也想多認識我。「妳幾歲？結婚生子了嗎？有什麼嗜好？」信的其他內容是關於他在佛羅里達的房子（「二十五號要賣掉了」）、對曲棍球的熱愛以及想要新衣服。他等不及要開他的新車去「繞一繞」。最後一句話是希望我能回信，結尾是「老天保佑，平安健康」。

這封信讓我很困惑。除非莫爾不再是末期病人（我是這麼認為），要不就是他憑著對未來的希望克服死亡威脅了。那封信讓我感到罪惡。過去幾個月，我的生活滿到爆，要看一堆文章、與許多人來往、訪視安寧療護機構、做做研究，還要負擔一份全職工作。時間一眨眼就過了。莫爾時間感也許相當不同，但我還是不想回信。當時我沒有問自己為什麼。我一進去他的房間，他就讓我感到不舒服。但我不太確定，是莫爾真真假假的話語和上下打量的眼光令人討厭，又或者因為他身在監獄，我無法不從犯人的角度看他？我把他的信放在包包將近一週，然後放在一疊關於監獄安寧療護的文章上面，很快就被淹沒了。

八月，莫爾的第二封信來到，距離上次又過了四個月。第二封信和第一封看起來很像：同樣的信封、同樣的信紙、同樣都是手寫的大寫字體。「我們什麼都沒收到。」他寫道。莫爾告訴我，他的安寧療護助手拉米瑞茲，因為「某些原因」不做了。他在信裡還是不斷吹噓有多少財產。莫爾說他和律師一起打贏「癌症」官司，最終以七百八十萬美元和解。律師鼓勵他和解，這麼做是對的，總比「法院還沒審理完，可能就先死掉」的風險要好。他在佛羅里達有四棟房子，他賣掉其中三棟。他的哥哥死了，母親很可憐。他期待五個月內就可以出獄（雖然第一封信說秋天會出獄）。他出獄後要來城裡看紐約遊騎兵隊的比賽。「我猜妳不想回我的信。希望妳至少會回這封信，最後祝福妳過得很好。」信到這裡結束了。

慈悲是種複雜的情感，既抽象又具體，表現在我們對於團體和議題的廣泛支持，也表現在我們對身邊人的關心。「慈悲就是對他人的困苦產生同情心，並想要去緩和他們的苦痛。」弱勢團體、身心障礙人士、病人、瀕死的人、被監禁的人，關於他們的平等權益，我可以寫上好幾年。我誠摯地感受到對他們的慈悲心，但我也知道，理想上的慈悲與實際作為總有差距。我知道慈悲是什麼感覺，但不是對全世界，不是對於每個受苦的人我都能升起慈悲。我沒有那個能耐。現實情況會讓我升起慈悲心，但也很容易改變。同樣是安寧療護的病患，我會特別關心某一群人。同樣是親人，我只照顧過幾個人。我對自己這樣的差別待遇有罪惡感。當你相信他，當然比較容易照顧他。但當你知道自己的權力高過對方、知道他需要你時，也比較容易照顧他。

被你照顧的人應該對你有什麼感覺？如果你先預設定立場：他們應該順從、尊重並感激，就比較容易產生慈悲心。也就是說，信任或安全感會改變我們的慈悲程度。我對莫爾沒有升起更多的慈悲，我為此感到罪惡，但不知道是因為他，還是因為我們相遇的地方。我不希望他痛苦，也不希望他受到不公的對待，但我也不想和他有什麼關係。我發現，那就是監獄醫護人員必須劃上的線。他們也許會利用監獄規定、州法律或醫學倫理來劃上那條線，那會使他們的工作輕鬆點。這些制度化的方法能夠控制非常複雜的感情，例如信任感與安全感，甚至澆熄人際間的友情火花。有了這種特殊的「倫理」，他們才放下一般做人的道德原則，順利完成工作。只有在監獄這樣的工作場所，醫護人員才會有這種獨一無二的倫理。為了整體社會發展，我們會一起討論該訂立哪些法律，爭辯哪些是良心容許的行為。

於是，我們發展出警政、司法和監獄體系，幫我們決定如何處置那些行為不見容於社會的人。至於監所人員，他們的工作就是處置那些收容人與病人，一方面養家餬口，也告訴自己在做重要的工作。他們接受這個體系是公正的（或是不得不接受），所以才從事這工作。但如果體制不公的呢？就像海茵萊茵（Sabine Heinlein）在著作《殺人犯之間》（*Among Murderers*）寫的：「想像上百萬美國人感染了某種病毒，要花費我們數十億稅金，摧毀所有人的家庭和生計，導致大部分的人無家可歸、心理受到嚴重傷害。這時，若政府試圖尋求一勞永逸的解決之道，我想應該不會有人反對。」如何在刑事司法體系找到長久的解決之道，學者、記者和國會議員都還在思索，但進展非常緩慢。況且，我們也沒聽到廣大民眾要求改革的呼聲。拜訪莫爾、收到他兩封信之後的幾個月，我心想，我對他的認知是否受到社會大眾影響。監獄為何是美國文化的一大成分，搞不就是這些人造成的，所以我不信任他，不想和他有關係。我依然強烈地認為，刑事司法體系漏洞百出，破壞我們生活的各個面向。我的確有升起慈悲心，也想更進一步體現它，去緩和他人的苦痛。但我實在沒有全面的愛可以回那封信。

第九章　理想的告別

我站在曼哈頓下城的電影博物館和一位剛演講完的朋友聊天，演講的內容是關於中國女孩。電影的第一幕出現那些女人臉部的拼接，如此放映師可以調整顏色和膚色。新學院（The New School）的教授吉娜維夫・岳（Genevieve Yue）在演講裡頭展示十幾幕這樣的畫面，那些女人現在可能老了或死了，但她們年輕的臉會永遠停留在膠卷上。短暫的電影影像，在她們死了之後，成為電影史的一部分。我發現我有一通電話留言；是馬文，他是我的安寧療護病患伊芙琳・李文斯頓（Evelyn Livingston）的丈夫。我訪視這位病患已經四年了。我站在十一月溫和的空氣中，靠著紅磚牆聽著留言。他說，伊芙琳從沒吃過Twinkies。他問我明天訪視的時候能不能帶一些過去。往布魯克林回家的路上，我走進好幾家超市和雜貨店，卻完全找不到這個惡名昭彰的蛋糕。謠傳這種蛋糕經過加工，可以永遠放在櫃子裡，完全不會腐壞。但櫃子上再也找不到了。一九三〇年，這個夾著香草奶油的黃色海綿蛋糕問市，和伊芙琳一樣老。全國的報紙和電視都在報導 Twinkies 的製造商賀斯提斯（Hostess）破產的消息。我懷疑伊芙琳聽到了新聞，猜想她可能在擔心錯失最後的品嚐機會。隔天正好是我的生日，早上往辦公室的途中，我又找遍了附近的超市和雜貨店。我發現 Twinkies 沒了。我就像任何時間有限的人，立刻上亞馬遜的網站，花二十五美元買了一盒。Twinkies 成為歷史了，但網路上還買得到。我把蛋糕直接寄到伊芙琳家。

伊芙琳現在過的算是自己的第二人生。她在醫院得知自己被診斷為末期，於是不顧一切出院回家，當時也沒有想接下來要怎麼過。她是個嬌小的女人，五官標緻，面貌姣好，但也很凶悍。她坐上輪椅，直往醫院門口。「我要離開這裡。」她對每個試圖把她推回病房的人這麼說。伊芙琳並沒有醫院恐懼症，她是一位醫學博士（也是精神科醫生，既是博士又是醫生）。她知道自己快死了，而且她非常確定不想死在醫院。那些她全都見識過：慘白的日光燈、禮貌但疏遠的護士。那裡的老人一受到感染病情就難以收拾。每個人都快死了，遠離家人、舒適的家、熟悉的一切，表情哀傷又蒼白。她的意志力不像病人，她決定要回家。

醫生很清楚醫療手段對孱弱的身體會造成多少可怕的生理影響，各種檢查、藥物和「非常手段」都會折磨病人。二〇一四年佩利亞寇（Vyjeyanthi S. Periyakoil）等人在文章〈對他人做的事〉（Do Unto Others）中訪問兩千位醫生，如果被診斷為末期病患，他們會想要什麼。百分之五十五回答緩和醫療，百分之四十三回答安寧療護，百分之三十九回答不施行心肺復甦術。儘管如此，實際上大多數的人依然被施以「非常手段」。其實他們可以像伊芙琳一樣回家，在家度過餘生。為什麼會這樣？醫生在自己的生命末期不想要被醫療器材與藥物掌控，卻施加在病人身上？

「我們目前預設的立場是『把事情做好』，但任何嚴重的疾病，總會有一個臨界點，屆時密集的治療比疾病本身更難承受。」佩利亞寇跟史丹佛大學的懷特（Tracy White）討論在二〇一四年的研究：「但是我們不會訓練醫生，教他們如何與病人討論生命末期，或鼓勵他們去談。我們得訓練、鼓勵去做的醫生。這個體系需要改變。」但伊芙琳跳過醫生，自己回家去了。她打電話給安寧療護機構，他們每天可以提供兩個小時的照護，給她嗎啡緩和疼痛，也給她氧氣，讓她罹癌的肺臟可以繼續工作。然後有趣的事情發生了。她活下來了。第一次末期診斷六個月後，安寧療護的醫生再度為她診斷。他確認，伊芙琳依然處於瀕死狀態，依然符合安寧療護的資格。她放棄治癒性治療、選擇回家，證明居家療護可以延長生命。

聖地牙哥安寧療養院（San Diego Hospice）的執行長凱瑟琳・佩柯爾（Kathleen Pacurar）在二〇一三年告訴《凱撒健康新聞》（Kaiser Health News）：「我有一位同仁說：『我覺得我們有些病人活了很久，真的很了不起，表示我們做的事情在延長他們的生命。』」那篇新聞報導的題名是〈慢死的病患：清點安寧療護機構的過失〉（Slow Dying Patients, An Audit and a Hospice's Undoing）。佩柯爾的機構和全國其他機構都受到嚴格檢查，原因正是因為他們做得太好了。像伊芙琳這樣的病人，理應活不過六個月，現在卻長期接受居家療護，引起聯邦政府注意。美國衛生與公共服務部為了裁減聯邦醫療保險與低收入戶保險的預算，已經盯上像聖地牙哥這樣的安寧療護機構。

居家療護的花費比在醫療院所便宜很多，於是營利的安寧療護單位漸增，媒體便將焦點放在活了超過六個月的病人，試圖造成擔憂，彷彿政府的安寧療護計畫沒有用對地方。幾份出版報告更加深這個錯誤的印象，例如《赫芬頓郵報》二〇一四年刊出的〈安寧療護公司〉（Hospice, Inc.）。這些文章作者忽略了幾個重要的因素。作者們大概覺得，安寧療護傳統上應該是非營利、助人的機構，怎麼可以有營利的相關機構呢？他們照顧的是瀕死病人，所以以營利為中心，便是玷汙了「安寧療護」這幾個字。但如今，我們早已接受健康照護體系大部分是以營利為目的。醫生診斷總有誤差，但安寧療護提供機會，讓病人遠離危險的機構和停止累人的治療，舒適地待在自己的家裡，得以延長生命。末期照護有許多方式，如果我們好好檢視，會發現居家療護非常符合成本效益。我們一直沒有找方法幫助一些病人度過生命最後的日子，他們還沒到重症末期（至少沒達到醫院規定的門檻），但需要定期照護，也想待在家裡。這些人好幾年來都處於瀕死狀態，但我們只能把他們送進醫院。居家療護就可以彌補空隙，補充一般醫療之不足。對於可以活的稍久一點的末期病患來說，居家療護有整體的益處，但少數幾個弊案導致記者與相關單位忽略這些優點，不談如何妥善照護這些落在醫療三不管地帶的人。

本來這些病患可以透過安寧療護計畫獲得所需的醫療服務，現在政府告訴他們要自己想辦法，自己去找藥物、病床、氧氣、護士或訪視協助。換句話說，居家療護是我們的醫療體系為瀕死病人作對的一件事，現卻因為延長病人生命而受罰。大多數的病人沒有替代的照護選項。研究顯示，自二〇一〇年起，居家療護的病患活得更久，但作者並沒有提出建議，希望政府不要過度管控安寧療護機構。眼盲的政府看不見生命末期照護的結構性問題，不懂末期病患的需求，也欠缺創新的思考。相反地，這類研究報告只是老調重彈，批評以金錢為導向的醫療單位多麼不講道理，這些單位受到資本主義影響、對末期病患錙銖必較、毫無同情心。據此，政府最終的解決辦法就是重擬預算、法規和政策，卻不重新評估對瀕死者最有幫助的方式。

現年八十多歲的伊芙琳很幸運：她有錢。伊芙琳離開醫院四年了，她有能力雇用全職的居家照護人員，協助她定時吃飯、洗澡、吃藥。他們一天陪她二十小時，這是醫療機構做不到的。隨著她的健康情況緩慢但持續地衰退，照護人員從原本只提供「以防萬一」的照護（例如確保她不會跌倒），現在必須幫助她生活起居（比方如廁）。她的照護人員是三位有色人種女性，從早到晚輪班，薪資每小時十到十五美元，用現金或支票付都可以。你可以想像，工作的內容辛苦又令人難受，身心都要付出極大的代價。

因為伊芙琳的醫學背景，因為她的經濟優勢，甚至因為她一再逃過死期，很多人會說，這是善終。有時我太不確定，真是如此嗎？沒錯，女兒、孫子會來探望她，丈夫也陪伴她。有熟練又細心的專業人員照顧，她還笑得出來、還能關心時事。但她身體不適已經好幾年了。她的視力衰退，再也無法讀書，那可是她的最愛。她再也無法站立，只能等著一切發生。逐漸地，她的心裡只剩回憶。她想著過去，第一次遇見她的丈夫的情景，想著去世多年的父母，想著就讀醫學院的時光。懷舊的氣氛圍繞她的床鋪，影像不斷增強、栩栩如生。是的，我們所有人都擋不住懷舊情懷的力量。Twinkies 的母公司破產後，隔年又因為瘋狂粉絲的期盼重新回到市場。

後悔的力量也很強大。我們後悔從沒吃過 Twinkies，從沒告訴遠在他方的女兒很愛很愛她，從沒動筆寫下心裡想完成的書。我們後悔沒為酒醉爆怒而道歉，後悔看不到孫女過一歲生日。後悔會糾纏著生命末期的人。後悔會趕走任何止痛藥帶來的舒適感，折磨平靜的心。對死亡的恐懼也來攪局，未知的事情永遠令人害怕。後悔能使最優雅、受到最佳照護的人發狂。我們拿希望對付恐懼與後悔。希望給我們力量，讓我們打電話給遠方的女兒，讓我們撐到孫女的一歲生日派對。但希望的作用很複雜。

希望是有力的、備受信任的藥，人人都會用上。醫生發現，用「希望」支持病人的生命是管用的。二〇一一年，在《理論醫學和生物倫理期刊》（*Theoretical Medicine and Bioethics*）中，庫利恩（Jack Coulehan）寫道：「希望有助於減緩痛苦。長久以來，醫生都相信，灌輸希望是治療過程重要的一環。」庫利恩和許多醫生都深信，希望讓生命更好。庫利恩還自創「深切希望」（deep hope）一詞，說這個就是萬用靈丹。心懷深切希望，你不需要有明確目標，所以不會覺得被騙，它可以滿足種種情緒的需求，跟享受美好的一天或出外散步一樣輕鬆。深切希望不能治病，但「效用比過去醫生相信的更為複雜、更為堅韌」。庫利恩強調的這個醫療概念存在好幾世紀了，但它也會造成問題。希望很容易讓我們和病人對殘酷的未來昏昧，卻依然感覺良好。希望也會粉飾我們的恐懼。狄巴狄諾醫生（David DiBardino）在〈在現實中懷抱希望〉（Hoping Within Reality）一文中寫道：「內心深處，無論我站在什麼立場，我都想避免和伍德利克先生認真交談，因為我不想告訴他事實，不想讓他失望。」伍德利克先生的大限不遠，但狄巴狄諾醫生不想承認。賓州大學哲學系的教授馬丁在複雜且精彩的著作《我們如何希望》中，挑戰一般人的想法，質疑希望真的是美德嗎？二〇一四年，馬丁接受線上期刊《哲學新書》（*New Books in Philosophy*）塔利斯（Robert Talisse）的訪問，她說：「基本上，世人總認為有希望是好事。」但她提到希望會帶來的風險，例如思慮不周就下決定、最終的失望等等。她說：「這些可能是眾人對希望唯一的負面看法。」馬丁的書就是在指出眾人的看法是錯的……希望，其實會騙人。

一旦你開始以想像建構希望，希望可能就會開始變調。希望某種結果，讓想像代替行動，你就會變得更被動。希望……會導致你把結果想得更加美好，過度重視那個結果。希望讓你的眼界變得狹窄，也會導致你忽略其他事物。我不認為希望是種神奇的推動能量。

希望就像暢銷的心靈成長和勵志書籍一樣，看來可以解決問題，但結果一點都不理性。希望會限制我們的選擇，提供錯誤的行動理由，也會阻撓我們是事先想好備案、以免希望落空。她告訴我們，希望和信仰緊密相關——某方面來說是同一件事：

信仰是依賴神的萬能，而希望是依賴神的善意。我不認為懷抱希望必然是美德。我們寄望出現某些結果，但有時結果根本不在我們的理解範圍內。最明顯的例子就是救贖。被拯救是什麼樣子，我們並沒有概念。當我們寄託希望在無法理解或無法想像的結果，便是把希望當成信仰，根本不會有失望的疑慮。

我在大道之家的安寧療護病人馬修就希望得到救贖。他知道自己的絕症治不好。他希望出現奇蹟，但那根本超乎人的想像，最終放棄希望。他有信仰，儘管是他生命的末期才找到的信仰，他相信自己會去到更好的地方，他的痛苦和折磨會結束。在來生某個地方，他的病痛會被治癒，罪惡會被滌淨。

寇提茲先生，那位住在國宅、罹患帕金森氏症數十年的安寧療護病患，他已經超越希望。他很快樂，他心理素質夠好，所以能拋開現存的問題、拋開對未知的恐懼、甚至拋開他的病。如果寇提茲先生懷抱過什麼希望，就是當下：看見妻子而感到喜悅、把自己當成年輕人、吃著喜歡的食物、聽著愉悅的音樂。

因為心肌梗塞住進安寧病房的傑克，呼吸器的管子插進他的喉嚨。他的妻子艾美嚇壞了。她的希望還沒被現實馴服。她無法想像沒有丈夫的生活，也還沒意會到丈夫已在安寧病房，就快死了。她希望一切都是一場夢，希望能度過這一關，丈夫和她自己都回復原樣。就某方面來看，她希望有人能介入，告訴她該怎麼做。

羅伯特・巴克斯特抱著最壞的打算，希望最好的結果。他加入慈悲與選擇，在蒙大拿推動協助死亡合法化，就是不想忍受不適與痛苦、枯坐等待死亡到來。他要主動出擊。

在康乃狄克監獄絕食抗議的比爾・科曼其實不想死。他也不想要被強迫餵食。但他希望自己的抗爭能改變司法體系，結果卻是沒希望的希望。他用盡所有辦法上訴到底，窮盡所有改變判決的選項。他希望絕食抗議能夠令他不帶罪名離開監獄。二〇一四年，他毫無預警被送回英國老家利物浦。他打電話告訴我，絕食六年後，他吃的第一樣東西是吐司。

潔喜・麥克麥斯的身體接上呼吸器和鼻胃管，但其實已經死去。泰莉・夏沃處於持續植物狀態，直到法院允許她丈夫拔掉鼻胃管。這兩家人的希望是違逆所有的希望。他們認為自己的信仰會創造奇蹟，要化救贖為法律。他們努力把自以為的希望變成所有人的法律。

比爾·皮斯當然還沒要死。他半身不遂，渴望每天都能多吸一口氣。沒有什麼事情能夠嚇倒他，除了想給他舒適照護的醫生。他汙辱那些幫助我們免於痛苦和折磨的人，因為他把痛苦和折磨視為生命的部分。比爾懷抱著希望，也非常實際，他希望我們能承受每日的苦難，大大小小都要承受。我們要盡全力「不要輕鬆過了一天」。他希望得到如此的機會，甚至用力去爭取。

父親和我都希望他能回家，在自己的床上安靜地死去。他從沒想過會失去走到廁所的能力、刷牙的能力、清晰表達的能力。他安排好一切，卻失去他稱為隱私的東西，和許多人所謂的尊嚴。

伊芙琳等待死亡這麼多年後，現在希望的是什麼？死亡躲在她的背後，像一團慵懶的霧。終究，我想她累了，也倦了。誰能責怪她？她幾乎完全失去視力。她已經幾年不曾離開客廳。她有丈夫和照護人員陪伴，還有我，星期天晚上陪她幾個小時。安寧療護的牧師每週四會拜訪她。她喜歡牧師知識性的談話，但聽不下去那些神學教誨。她希望舒適地死去，但那還是無法化解心上的後悔。伊芙琳很努力，這三個月來，她想辦法把後悔和負面想法放到一邊去。她希望我告訴她窗戶外面的世界是什麼樣子，我最近在做什麼，要我讀些快樂活潑的故事給她聽。時不時地，她會想要嘗試從沒體驗過的，像是Twinkies。

二〇〇一年九一一事件過後幾個月，我去上哲學家德希達在哥倫比亞大學開的課。他後來的研究經常提到哀悼，那年七月出版的《哀悼》（*The Work of Mourning*），就是講課的內容。那本書是德希達的文集，寫作時間前後超過二十年，收錄每次朋友去世的時候寫的文章，例如羅蘭・巴特、保羅・德曼（Paul De Man）、路易・阿圖色（Louis Althusser）、埃德蒙・雅貝斯（Edmond Jabés）、吉爾・德勒茲（Gilles Deleuze）、伊曼紐爾・列維納斯（Emmanuel Levinas）等等，都是當代最重要且知名的哲學家。課堂的引言人是蓋雅翠・斯皮瓦克（Gayatri Spivak），她是哥倫比亞大學的教授，以印度紗麗搭配軍靴聞名。介紹完畢之後，斯皮瓦克坐在舞台右後方的木椅上。德希達個頭不高，體格結實，頂著一頭蒼蒼白髮。他講課的時候，斯皮瓦克低下頭，彷彿在禱告，也像在打盹。

那次聽講的時候，我還沒遭遇生命中重大的死亡事件。二〇〇三年，我的祖母以九十三歲的高齡去世，距離我父親的死還有四年。我完全無法領會德希達在《哀悼》裡提到的缺席（absence），就像無法領會林瓔在華盛頓特區設計的越戰紀念碑，或是麥克・阿拉德（Michael Arad）在紐約設計的九一一紀念碑，還有《紐約時報》上滿版排列整齊的九一一受難者姓名。現在在我手上的是德希達列出的死亡名單，一本依姓名記錄慟失的書。失去愛人、工作，甚至童年，是的，我知道那些心情。但親愛的人徹底缺席，那感覺非常陌生，我只能從音樂、詩或其他藝術中體會。

布勞爾特（Pascale-Anne Brault）和納斯（Michael Naas）在《哀悼》的前言寫道：「即使沒有心思，或悵然所失、無言以對，我們還是得回應。我們得說些什麼，盤點一下，如此才能對抗那些力量，不讓墓碑上的名字被抹去，不讓哀悼詞上的文字被遮掩。」我們認識的人死了，除了回應別無選擇。然而一旦這麼做，只不過在進行無益的悲傷。我們不免討論那個人，彷彿他是我們的一部分。我們說著他的故事，好像在講自己的故事。當我們慟失親人時，這些舉動好像是身為人類的本能。我們必須告訴他人，我們失去這些那些。那不是命令，而是順從。

在〈羅蘭・巴特之死〉裡頭，德希達寫道：

我也不太確定最終能否通想，為什麼對於羅蘭・巴特之離去，我的思緒會如此支離破碎，又或者，為什麼我覺得支離破碎也好。到了最後，其實沒弄清楚也不重要……這些小小的石頭，每次都悉心地擺放在名字的邊緣，保證我們會再來看他。

德希達說，這些「小小的石頭」，是「為他」——已故的巴特擺上去的，即使他知道石頭永遠接觸不到巴特。「所以石頭去哪了？去找誰，又是為誰？為了我心中的他？你心中的？我們心中的？」巴特的回憶「在」德希達心中，在其他人心中。德希達知道，此刻，巴特只存在於他的回憶裡。當我們對著死者說話，或談論死者，是因為想念他們、有事情要告訴他們，因為不想忘記他們。然後時間推移，我們看著另一個人死去。德希達自己在二〇〇四年十月辭世。

布勞爾特和納斯這麼寫道：「每個人第一次面對有人死去時，都會感到整個世界迷失了。接下來一有人離去，我們就得再盤點一次失去了什麼。每一次我們都哀悼，然後，又在哀悼的對象加入一個名字，奉行對逝世的人『身後的忠誠』。」每個人的死都是獨特的，每次我們在逝者名單再添上一筆，都會悲慟不已。每次哀悼新的亡者，就是背叛過去先前過世的人，儘管如此，一個接著一個的哀悼組成一種情緒——缺席。我們如何哀悼？我們回憶，說出那些名字。每個人的告別式都有意義，我們也遵從。我們記錄死亡，最後變成故事。

「人終將一死，我們可以用敘事抗爭，抗議身體與身體的連結被切斷了，這一段由性與愛、基因與血緣、以及單純關心所串起的連結。」傑米森（Leslie Jamison）在二〇一四年評論瑪莉蓮・羅賓遜（Marilyn Robinson）的小說《萊拉》（*Lila*），他寫道：「故事的細節有崇高的意味，但也有制止哀悼的意味。人生所有的執著都是有限的，只是為了讓自己逃避那永恆、必將到來的慟失。」

二〇一一年七月十三日星期三，我在炎熱的夏日夜晚首次見到伊芙琳・李文斯頓。紐約的熱浪洶湧來襲，令人窒息。安寧照護管理師打來問我願不願意去看一個病人，她在找作家當她的志工，幫她寫回憶錄，她很後悔一直沒動筆。她的地址在上西區，從我的辦公室搭地鐵要四十五分鐘，從我在布魯克林的家至少一小時又十五分鐘，而且還是在地鐵順暢的情況下。「我知道對妳來說很遠，」管理師說：「但我們找不到她喜歡的人。就看妳能不能和她相處。」我最終答應了，心想應該就幾週，最多幾個月，我和之前的病人大約都是這麼長的時間。

我稍微提早離開辦公室，在中央公園邊緣出了地鐵。熱浪籠罩的綠色草地和樹木聞起來蔥鬱清新。李文斯頓家的大樓座落在公園旁，是紐約的住宅地標，在兩次大戰之間落成。大樓的建築師埃默里・羅斯（Emery Roth）設計過四座雙塔住宅，這是最後一座，一九二九年動土。因為大蕭條的衝擊，工程延宕工程數年，但在富裕的住戶堅持下，例如巴尼服裝店的創立人巴尼・普雷斯曼（Barney Pressman），大樓還是完工。高聳整齊的灌木種植在大型的水泥花台，與正門綠色天棚的側邊相接。這是棟華美豔麗的大樓，有對稱的藝術裝飾品，細節設計精緻。過去十五年，又為了取悅住戶而整修，迎合米高・福克斯、加里森・凱勒（Garrison Keillor）、費・唐娜薇（Faye Dunaway）等人的喜好。李文斯頓夫婦一九六〇年代搬到那裡的時候，有一群心理分析家住在更高的樓層。有人曾在電梯裡遇見賈桂琳・甘迺迪。大廳碩大的接待桌是白色紋路的灰色大理石，裝飾的鮮花每週更換。

我穿著十幾年前在洛杉磯買的四〇年代復古洋裝；布料輕薄，上面是黑色與白色的雨傘圖案，但是遠看，有種類似蜘蛛網的視覺錯覺。那是件聰明的洋裝，經典的四方剪裁，加上鑲上荷葉邊的領口。伊芙琳見了眼睛一亮，當時她還沒完全失去視力。在她看來，那件洋裝是優雅女性應有的裝扮，顯示對人對場合的尊重。她的丈夫馬文讓我進去並帶我到前廳。伊芙琳坐在展開的沙發床上。她穿著男性的襯衫和白色的亞麻寬褲，捲起袖子，衣服覆蓋她瘦弱的身軀。她的灰髮盤成髻，稍微被四周套上亞麻布的枕頭套弄亂。她的聲音帶著貴族的輕快，是含著金湯匙的腔調，看來從小就讀私立學校、經常在國外遊走。我一開始坐在她對面的軟墊椅，後來還是拉來一把皮革腳凳，以便坐在她的腳邊。我們相談甚歡，一方面因為她欣賞我的特別，另一方面因為，不管有多少訪客，大多時候她都是獨自一人。她很孤單。我們相處的時候，會逛逛她的大書房，查字典找出字的源頭。她想說話，而我知道怎麼問問題。頭幾個月我都在訪問伊芙琳。我們會坐在陽光照耀的房間，喝著威士忌，聊她的父母、在醫學院的訓練、在哈林區兒童精神科工作的時光。

我每週固定訪視伊芙琳，四個月後，她的丈夫馬文因為結腸阻塞住院。第一次手術沒有成功。伊芙琳幾乎整天獨自在家，我擔心她不能自己處理家裡的事——訂購雜貨、付薪水給照護人員、繳納帳單。我開始每週訪視兩次，每次好幾個鐘頭。我接下一些家務，學習訂購宅配的雜貨，付酬勞給清潔工。伊芙琳不能去銀行，所以我幫她領錢。同時，我也去探望在醫院的馬文。他的神智不清，既憂鬱又焦慮，身體非常虛弱。他回家之後這兩個人會變成怎樣？他們要怎麼生活？「要幫馬文找看護嗎？」我膽怯地詢問伊芙琳。每天他們請人幫忙的時間會加倍，但這個建議也意味我對他的預後不樂觀。伊芙琳坐在沙發床的邊緣，三張茶几整齊排在她的左邊，她看也不看就拿起威士忌酒杯。「我想過那件事了。」她說。我們都戒慎恐懼。那天早上馬文又進了手術室，太陽下山後，我們等待醫生來電。對老人來說，即使是普通的手術都很危險，不管他們原本多麼靈活健康。老化的人體狀況很多，難以預測。手術開始八個小時後，電話終於響起，我們都嚇了一跳。我可以聽見醫生溫暖但疲倦的聲音，他告訴伊芙琳手術成功了，但馬文現在需要便袋。我們都鬆了一口氣，攤在椅子上。我們希望他很快就能回家，但他休養的期間，這兩個人要怎麼生活，還是個謎。

兩天後，伊芙琳問我能不能待久一點，幫她面試一個幫傭。因為大雨，應徵者遲到了，伊芙琳和我坐著等待，討論工時和薪資。這些日子以來，我走進李文斯頓夫婦的家，深入他們的生活，知曉他們的財務狀況，老早就超過安寧療護專業的界線。他們的女兒住在別的州，我擔心自己正在做家人的工作，不知不覺侵佔他們小孩的角色。「界線很重要。」我的安寧療護管理師在訓練期間告訴我們。「不要害怕說不。」但李文斯頓夫婦這麼需要我，我又該如何說不。

我見到馬提娜就喜歡上她。她是個高大的拉丁美洲女人，頂著玉米鬚頭，穿著鮮豔的花朵圖案上衣。伊芙琳花了一點時間才卸下冷漠，但也足夠讓我們當場雇用她。我們確認馬提娜上工的日期，和她說再見後，伊芙琳對我說：「妳看到她的指甲嗎？」她的階級偏見浮現。沒多久，馬提娜又介紹了馬里雅娜，她們兩人協調好工時後，屋裡隨時都有幫傭，於是這個家穩定了下來。馬文回家後，這兩位女性就要同時照顧他與滿足伊芙琳的需求。她不好相處。她要求她們叫她「李文斯頓博士」。她有需求的時候會吹哨子，因為她的聲音太虛弱，無法大喊。她對階級很敏感，對服務很挑剔。慢慢地，馬文又可以接手家務和金錢。他們的小女兒凱絲琳開始每隔幾週就來探望他們。

我變成家裡的一份子。我是新遺囑的見證人，這份新遺囑安撫了伊芙琳和疏遠已久的大女兒貝絲。隔年夏天我和凱絲琳一起到緬因度假，還認識他們的遠房親戚和外國友人。我和他們一起慶祝三次結婚週年。凱絲琳烤了蛋糕，馬提娜用白色的糖霜和銀色的蠟燭裝飾。我們喝香檳，吃蛋糕。伊芙琳幫助我決定生涯規劃，她讀了（或說我讀給她聽）認識她後我寫的每一篇文章。她對我的人際關係、旅遊計畫和財務狀況提出建議。相處四年間，我們互相包容、耐心對待，變成互相依賴的朋友了。

某個星期五下午，馬文在看電視，伊芙琳問我，大麻對她有幫助嗎？她很焦慮、生氣，沒有一刻感覺舒服。她的症狀是呼吸困難、疼痛，死亡不斷啃蝕她的健康。我告訴她，大麻也許值得一試，並答應她下次帶來。身為一位醫生，伊芙琳當然知道毒品的壞處。她看過哈林區的病人在大街上被抓走，他們的人生被監獄摧毀。在急診室，她看過被毒品蹂躪的身體。但現在她老了，又快死了，她的恐懼和道德界線自行重設，屈服在她的不適感之下。她願意嘗試任何令她平靜、令她的日子可以過得下去的東西。

隔週，我到的時候包包裡放了一小包大麻。很容易就買到了，而且是好貨，聞起來辛辣、摸起來蓬鬆。我拿起《路易斯・格拉克詩集：一九六二－二〇一二》（*Louise Glück: Poems 1962-2012*），把捲成一團的大麻放在書上、分成碎片，然後熟練地捲成一小根菸。那本書是我買給伊芙琳的生日禮物。讓伊芙琳見到我深諳此事，我有點不好意思。接著我把氧氣管從她的鼻子拉開，把菸放在她的嘴唇之間，幫她點燃。

「不要吸太多，」我說：「只要幾口就夠了，這和菸草不同。」伊芙琳當了一輩子的菸槍，直到進了醫院才戒煙。現在她不離電子菸、備用電池和菸彈，就放在她身邊的櫃子。

「真神奇。」幾分鐘後，她慵懶地說。「我以前都不知道。」

這變成我們星期五的習慣，我一抵達，就到伊芙琳的辦公室讓她抽大麻。辦公室在前廳後面，是一間小小的房間，鋪著厚實的白色地毯，擺放現代風格的丹麥家具。多年來她都在那個房間看病人，談他們的心理問題，像家暴、藥癮等問題。病歷都放在隔壁房間高高的檔案櫃裡。那些都是機密，所以她想一一看過，丟掉不能被看到的文件。她會坐在書桌旁的椅子，吸幾口大麻，聽我唸病歷：被老師性侵的青少女、有憤怒問題的心智障礙男孩、在寄宿家庭長大因偷竊被捕的男孩。數十年來，伊芙琳接觸無數處境難以想像的孩子。她含著金湯匙出生，但她的工作卻得面對貧窮、無法翻身的世界。聽著那些故事、回憶工作點滴，令她感到滿足。這是有意義的工作。回顧一輩子的工作能安撫她的焦躁，效用和大麻不相上下。

伊芙琳的肺癌在她近八十歲才找上她。現在每週五的夜晚，她和我一起在她的辦公室享用非法的毒品。大麻令她最後的日子變得可以忍受。雖然在許多個案中，這個毒品帶給她病人悲慘的下場。這個諷刺我們兩人都懂。

李文斯頓博士就是大家口中的伊芙琳。她為自己的身分、專業表現以及遺產感到驕傲。她很驕傲。但是從第一天起，她就允許我叫她的名字。我感謝並珍惜能與她如此親近。從我們認識的第一天，在炎熱的七月天走進他們家、叫她伊芙琳，就意味我會陪她到最後。她活著也快死了，現在我會叫她的名字，她死後我還是會那樣叫她。那時她就不在人世，只在我的記憶中。她那麼想寫回憶錄，也許是要挑戰懸而未決的死亡，在死神面前提起自己的姓名。死後也是，如果她的故事能流傳下來，就等於戰勝死神了。她的生命不朽，死後仍留在文字記錄上，就像膠卷上的中國女孩。然而多年來，伊芙琳已經失去專注的能力。她沒有書寫的鬥志，無法捕捉從大蕭條到現在八十年的歲月。我們的當下也將成為繼續活著的人的歷史。我想，她從來沒有認真投入書寫她的故事。她不知道該怎麼寫，只有我和她談論人生、訪問她時，往事才會猶如曙光乍現。她馬上就瞭解自己沒有能力、或沒有足夠的欲望去回憶過往每個細節。

慢慢地、靜靜地，伊芙琳把那個工作過繼給我。也許她希望我書寫她的傳記，但這件事不明說反而更有意義。她相信我，相信這本書將給她死後的生命。對我而言那是美好的信任，但我也知道最終她不會滿意。有誰會喜歡去讀別人寫他們的事呢？書本、文字都可以捕捉細節、捕捉真實的故事，但永遠不會成功。歷史永遠是不確實、不完整的。我最多能夠在她活著以及死後提起這個人。當然，伊芙琳・李文斯頓不是她的真名，是為了本書而起的名字。布勞爾特和納斯在《哀悼》的前言寫道：

> 什麼是朋友？你會叫他的名字，他也會叫你的名字，兩人都知道其中一人會先走，另一個人會留下來。另一個人缺席時，你會說出他的名字。這不只是人類

有限生命不可避免的法則，也是命名的法則。因此，一有名字時，我們就已經開始哀悼了。

美國作家娥蘇拉・勒瑰恩（Ursula Le Guin）和伊芙琳差不多同年。她寫了幾十本書，有七本以地海為場景。地海是上千個島嶼組成的虛構世界。在地海傳說系列（第一部在我出生那一年出版，一九六八年）中，她為我們介紹一個充滿冒險、魔法、龍和多元文化的世界。全系列沿著巫師雀鷹的一生展開。雀鷹出生時是個牧羊童，最終成為整個地海的大巫師。在地海，知曉所有物體、動物和人類的真名才能擁有魔法。在最後一本書裡，雀鷹和他的年輕同伴亞刃——也就是未來成為國王的人，出發到地海遠方，找出世界即將消逝的原因。每個人的快樂、每件事的愉悅都被奪走了。雀鷹對亞刃解釋，造成黑暗的原因，是長生的欲望。「叛徒是那個高喊『我要活，只要我能活，讓世界腐化！』的自我。我們心中小小的叛徒在黑暗之中，就像盒裡的蜘蛛。他對著我們所有人喊話。」

「我已經學會相信死亡。」亞刃回答。「但我還沒學會為死亡歡慶，歡迎我的、或你的死亡到來。如果我熱愛生命，難道我不該痛恨生命的結束？」

巫師說：「沒有盡頭的生命、沒有死亡的生命，那就是長生不死啊！每個靈魂都欲求不死，你越渴望、就會活更久。小心啊，亞刃！搞不好你就是能實現願望的人。」

「然後呢？」

「然後，你看看：荒涼的大地、無人稱頌的藝術作品。歌手再也唱不出歌、世界一片黑暗。然後呢？只剩虛假的國王，永遠統治大地，統治同樣的子民。沒有出生、沒有新生命、沒有孩子。唯有終將一死才能孕育生命。亞刃，唯有死亡才有再生。這般的平衡並非靜止，是流動的─生生不息。」

雀鷹教導亞刃，生命的絕美之處在於短暫、在於朝生暮死。生命不恆常，因此可貴，就像伊芙琳的住所大廳美麗的花。花會生長、盛開，被剪下來後又枯萎。新的生命會取代之前消逝的生命。沒錯，這個世界此時此刻真實存在，但永遠都是新世界。「一切都會過去。」我們告訴受苦的人這句話。人們認為這句格言出自中世紀波斯的蘇菲派詩人。在猶太民間傳說中，這句話被刻在一枚戒指上，戴上這枚戒指，會令一個快樂的人悲傷，或令一個悲傷的人快樂。偉大的國王一看到指環：「一切都會過去」，便產生謙卑之心。他一生的光芒與豐功偉業，幾年後將僅剩回憶、不復存在——都會過去。「他過去了。」我們有時這麼說人死了。他變成歷史了。

死亡是必要的，尋求不死反而傷害更大。生物倫理學家伊西傑伊・伊曼紐（Ezekiel Emanuel）二〇一四年在《大西洋月刊》發表〈為何我希望七十五歲死掉〉（Why I Hope to Die at 75）一文。「死亡是失去生命，」但是，他寫道：「活太久失去更多。」他為我們描繪七十五歲後通常是什麼樣子：不能跳傘、不能騎馬，不像藥品廣告那樣老人能外出冒險。身體和心智會退化、虛弱，同時失去創造力。伊曼紐那篇文章有個缺點，他只針對美國特定的階級——經濟穩定的白人專業人士。他沒有提到和他不同的人生命末期的模樣，所以他沒發現，其實許多人沒有好命到可以夢想去跳傘。伊曼紐描繪的末期生活和現在伊芙琳的情況非常相似。她的生活有些樂趣，但絕對已被這世界排除在外。她的身體削弱她的心智能力，專注與創造力都消失了。既然如此，為什麼我們投入那麼多時間和精力延長壽命？伊曼紐寫道：「因為死亡剝奪我們所有珍視的事情。」就像雀鷹教導亞刃的，長生不死是詭計，但非常有吸引力。

伊曼紐寫道：「美國人沉迷於健身和動腦遊戲，食用各種果汁和蛋白質飲品，嚴格控制飲食，吞下維他命和營養補充品。這一切奮鬥和努力，都是為了欺騙死亡、盡可能延長壽命。這些現象非常普遍，已成為一種文化類型，我稱之為『美式長生術』。」我們被誘惑，以為老化可以治療，可以大幅延長原來享有的壽命。八十歲等於六十歲！不過，懷抱這些希望、拒絕死亡逼近，是要付出代價的！我們對當下的生命視而不見，讓多活幾年這種念頭左右我們的決定。我們不再後悔人生沒做的事，忘記所有生命都像一盒牛奶：總有賞味期限。

蘇珊・雅各比（Susan Jacoby）在巧妙的著作《不要放棄》（*Never Say Die*）裡頭提醒我們，人終將面對死亡。這門課非常古老。在希臘神話中，奧德修斯和美麗的女神卡呂普索住在島上享受榮華富貴。卡呂普索希望奧德修斯成為她不朽的丈夫。奧德修斯受到吸引，快樂地生活了幾年，但慢慢地從長生不死的夢中甦醒。他決定要回到在伊薩卡，回到等待他多年的妻子潘妮若普身邊。對奧德修斯而言，潘妮若普終將一死，有限的生命反而是美麗的。宙斯聽到奧德修斯的祈禱，便命令卡呂普索釋放他。「奧德修斯回歸身而為人的痛苦，拒絕長生不死與無限的快樂，不只是保守的生物倫理學家，就連歷代以來的經典作家，都認為此舉是至高的道德選擇。」雅各比寫道。回到終將一死的命運，拒絕伊曼紐稱為「幻境」的永恆生命，這麼做是道德的，因為死亡得以卸下汙名，回歸其自然的地位。人終將一死，接受這一切，自己以及整個文化才能調整方向，重視那些瀕死的人。我們也因此會去改善對年長者、病人、身心障礙人士的照護措施，並提前安排自己的臨終之事。身體是很奇怪的，不總是乖乖照著我們的計畫走。醫生能做的只有那麼多。只要將長生不老這種無益的渴望擺到一邊，我們就能活在真實的世界。這個世界有悲劇與疾病，有四季變化，我們在這個世界裡尊敬瀕死的人，照顧他們，然後將他們的名字和回憶交織在我們有限的生命中。

沒有善終這種事。我父親剛死那幾天，　直到好幾個禮拜，我一直在他寂靜的家遊蕩，告訴我自己，沒有善終這種事。過去做的一切究竟為了什麼？日以繼夜地疼痛、擔心，最後死去？更別說嘔吐桶與失眠。我也在想那個虛無的問題：生命是為了什麼？他花了一輩子經營事業、養育家庭以及蓋一棟房子。到處都有他來過這個世界的證明：衣櫥裡的衣服、門口的舊鞋、總是放在口袋現在放在櫥櫃上面的小刀、他的信件和銀行帳戶。所有經歷的事情、學到的教訓、獲得的知識。他童年的故事、鋸子多年使用後留下的手印。所有他對我訂下的規定、遠大的期待都去哪了？他還擔心自己太嚴格，想展現聰明老爸的愛。這些努力都是為了什麼？現在什麼都沒有，只有缺席留下的巨大空隙。哀傷不斷騷擾我：爸爸沒有依他希望的方式死去。他才六十歲，還太年輕。他不是在家、而是在城裡的安寧療養院死去。他在我面前掙扎死去。但是，我們能給他的就是那樣。妹妹和我已經盡了最大的能力。幾個禮拜過去了、幾個月過去了，我難以平息，開始在安寧療護機構擔任志工，他死去的景象才淡去。我想知道什麼是理想的告別。我尋找善終之道，就像年老的探險家尋找青春之泉，就像老人醫學專家尋找老化的解決方法。

但我現在知道了，沒有善終這回事。無論是快要往生的人、或是留在世間的人，過程永遠都很難熬。沒有什麼比較好的死法。能做的大概只有正視死亡、知道死亡將如何到來、接受死亡乃不可避免。認識它就能學會承受它。有些人死的好、走過獨特的臨終之路。盡他們所能，如他們所願。當然也有人死的壞，那些壞事通通都上門：疼痛、否認、拖延、寂寞。

各方面而言，伊芙琳的死是夠好的。每個星期天下午，當我走進客廳，坐在她的膝蓋旁邊，會先問她好不好。「很糟！」她一成不變地回答。但那是可以忍受的糟糕。當她太痛或不適的時候，可以增加嗎啡劑量。她可以尋求更多刺激、更多陪伴、更多人坐在她身邊，我每個禮拜也會為她讀書或說故事。我去訪視的時候，她不再戴上假牙。有時候沙發床的床單會沾上食物、糞便和血的痕跡。她現在也很快就累了。我讀書的時候，她腫脹的臉偶爾會朝胸口點頭。有時候她喝了太多威士忌而睡不安穩。但每當馬文進房裡，她總是打起精神。他總有辦法讓她和他聊詩，聊他們認識的人，聊他們去過的地方，聊去世多年的家人。馬文和伊芙琳和我常常聊起愛爾蘭，一個我從沒去過的地方，卻是他們連續十幾年，每年夏天都會去的地方。他們會飛到戈爾韋（Galway）或都柏林，租一輛小車，悠閒地往北，開在蜿蜒崎嶇的道路上，前往多尼哥爾（Donega）。

「我們有一次停下來看葉慈的墓。」有天下午，陽光穿透中央公園，馬文提起這件事。「妳記得嗎？」他問伊芙琳。

「斯萊戈（Sligo）。」她說，她指的是偉大的愛爾蘭詩人威廉・巴特勒・葉慈死後埋葬在法國幾年、最終運回愛爾蘭埋葬的地方。我請他們告訴我那個墳墓的事。

「非常普通。」伊芙琳說。「就像墓園其他的墳墓一樣。」她呼吸吃力。她的手腳最近幾週腫了起來，不舒服又痛。除了肺癌，伊芙琳長年患有穩定型心絞痛，是心臟缺乏血流造成的，她必須以藥物控制。我懷疑心臟問題惡化，導致她的手腳水腫。

「墓碑上面寫了什麼？」馬文發問，也在想。「很有名的一句話。」

「跟『騎士』有關。」她回答。我回家後查了那一句話。那是一句懇求，要我們不要去想自己在人世的光陰，或死後會去哪裡。不如去想我們遺留的事蹟，還有我們曾經給予這個世界的一切。（譯注：葉慈的墓誌銘出自他晚年的作品〈班磅礴山麓下〉〔Under Ben Bulben〕最後一句：投出冷眼／看生，看死／騎士，策馬向前！〔Cast a cold Eye/ On Life, on Death./ Horseman, pass by〕）

「我們路過好幾年，終於停下來看看。」馬文繼續說。

「唉，」伊芙琳說：「反正我又不喜歡葉慈。」她往後靠在枕頭上，我和馬文都笑了。我們都試著讓伊芙琳告訴我們她希望的埋葬方式。我剛認識她的時候，她覺得想要火葬。但過了一段時間，又說想要土葬。葬在哪裡？什麼樣的棺材？她現在似乎無法思考這些事情，無法專注在這麼多細節。有好幾個月，她執著在寫訃文這件事情。但當我坐下要記錄的時候，那些字又溜走了，她又轉到別的話題。這些事情在她死後都會落在馬文和她女兒身上。

我從來沒有主動要迎來這些事——有時候我這麼告訴自己。將近四年每週的訪視，我開始擔憂、最終也會哀悼，我知道這一切都會來。布勞爾特和納斯寫道：「哀悼的時候，我們發現自己感到失落，不再是原本的自己，彷彿我們必須承受一次重擊，改變原本表達的媒介。」德希達寫道：「訴說是不可能的，但是沉默或缺席或拒絕分擔一個人的難過也是不可能的。」我將哀悼伊芙琳。我將持續去上西城探望馬文。他將變成孤單一人，喪妻之人的健康惡化特別快。然後，我將哀悼馬文。

致謝

謝謝死者的家屬、照護者、護士、牧師、醫生、研究人員、生物倫理學家和人權團體，謝謝那些慷慨容許我進入他們的家庭與生命的人，我希望這本書能夠表揚你們帶給我的溫暖與歡迎。由於隱私的緣故，我隱藏或改變許多人的姓名，他們接受我的拜訪並支持我，我希望他們知道這一切對我和這部作品來說意義重大。致 William Peace、Mark Connell、William Coleman、Carl Koenigsmann、David McGuire、Roberta King、Anthea Butler、Sue Porter、Madeline Cohen、Robb Miller：謝謝你們允許我分享你們的工作和經驗，若我因疏忽未能忠實呈獻你們的著作，敬請見諒。你們的洞見與慷慨無人能及。

Arthur Caplan、Jacob Appel、Thaddeus Pope、Carla Axtman、Frances Kissling、

Peter Strauss、David Leven、Caitlin Doughty、Colin Dickey、George Donzáles，這些年來，面對我的提問，無論問題多麼奇怪或複雜，你們總是毫不猶豫回答。你們的專業令我佩服，深深鼓勵我。

倘若沒有我另一個家的家人，也就是紐約大學宗教與媒體中心以及周圍敦促我的伙伴，這本書可能還是地上的一疊筆記。Angela Zito，妳仍是我心中最棒的導師與思想家，永遠支持我，甚至在我沒有信心的時候鼓勵我。Adam Becker 與 Elizabeth Castelli 用他們獨特的方式教導我什麼是好朋友、什麼是好研究，雖然這兩樣我常常做不好。Ann Pellegrini 非常有耐心，在寫作期間給我發表的機會，而且一開始就發現這個寫作計畫的價值。Omri Elisha 的友誼和智慧讓我成為更好的人，每當我需要的時候，陪我聊天、帶我走出暗礁。還有 Kali Handelman（他幫我編輯 Revealer 的專欄文章 "The Patient Body"，為那篇文章增色許多）、Anthony Petro（他一再提醒我該問什麼問題）、Janine Paolucci、Genevieve Yue、Geoffrey Pollick、Francesca Bregoli、Pooja Rangan、Josh Guilford、Quince Mountain、Blair Braverman、Pegi Vail，以及不眠不休，了不起的Faye Ginsberg，謝謝你們多年的友誼，建設性的談話、指導與支持。

我充滿幹勁與堅定的寫作團體幾乎讀過這本書的每一個字，就連還沒成氣候的時候也是。Kathryn Joyce、Kiera Feldman、Nathan Schneider、Joseph Huff-Hannon、Lindsay Beyerstein、Robert Eshelman、Brook Wilensky-Lanford、Mark Engler、Erica Pearson、Audrea Lim 提供敏銳的編修、意見與鼓勵。謝謝 Dania Rajendra、Meera Subramanian 以耐心閱讀整份初稿。這些作家，每一人都專注又有才華，你該找找他們的作品。

我也特別感謝這些年來支持我的編輯與寫作團體，教我寫作的意義。Jina Moore 首次在 Guernica 雜誌發表我關於 William Coleman 的文章。Michael Archer、Hillary Brenhouse、Rachel Riederer、Katherince Rowland 在他們優秀的團隊中幫我安排了舒適的位置。Killing the Buddha 網站讓我交到許多寫作好友，Religion Drinks 的朋友確保我偶爾有好的理由離開屋子。也謝謝 New York Law School Law Review 的工作人員、Ron Scapp 和 Brian Seitz 把我的文章收錄在 Living with Class: Philosophical Reflections on Identity and Material Culture、New York Times的 Jessica Lustig 和 Roberta Zeff、Baffler 和 Bookforum 的 Chris Lehmann、南加州大學 Annenberg School for Communication and Journalism 的 Diane Winston 關於信仰的

啟發。哈佛大學神學院 Science, Religion and Culture Program 發行刊物 Cosmologics 的Lewis West，以及系主任 Ahmed Ragab；OnFaith的Patton Dodd；Waging Nonviolence 的伙伴；Religion & Politics 的 Tiffany Stanley；Lapham's Quarterly 的 Angela Serratore；以及 Harvard Divinity Bulletin的Wendy McDowell。

同時，我想感謝這部作品寫作期間和我討論的人：Boston University 的 Stephen Prothero 和 Laura Harrington；美國之音 On the Line 的 Ayesha Tanzeem 和 Rashmi Shukla；Colgate University，Institute for Civic and Global Affairs的David McCabe；Mailman School of Public Health and the Columbia University Graduate School of Journalism 合作計畫中 Age Boom Academy 的員工；在 WABAI 主持 Healthstyles 的 Barbara Glickstein；UJA-Federation，Roundtable on Aging of Jewish Community 的Lauren Epstein；Hofstra University 的 Julie Byrne；Institute of Technology 的 Michael Steinmann。勇敢地來 Drew University 上我開設的新聞課程 The End Is Near 的學生，由於他們誠懇的寫作與談話，促使本書的材料更加完善。

謝謝在寫作過程中聆聽我感受的人，包括 Helaine Olen、Jason Vest、Peter

Bebergal、Mary Valle、Steven Lukes、Maurice Chammah、Peter Manseau、Meghan White。二〇〇五年，我父親死後，Jeff Sharlet 讀了我從遙遠的地方寫的長長的email，他從中看見一些即使我繼續寫也沒看見的事情。

我也謝謝住所 Red Hook Brooklyn 裡面又好又趣味的鄰居，他們讓我自由進出。謝謝 Gita Nandan、Jens Veneman、George Monos。謝謝 Kimo 和 Cliff 在我寫作時提供咖啡和麵條。那需要社區的力量，我很幸運能住在裡面。

我在 DeFiore & Company 優秀又勤勞的經紀人 Laurie Abkemeier 發現我，將我早期的雜談視為可行的計畫，還讓我覺得自己是她手下唯一的作家。我躲在家裡寫初稿的時候，她爬梳了每一章。她比我更瞭解自己的能耐。

我第一次與 Amy Caldwell 接觸是在二〇〇八年夏天的一通電話，我和她聊了這本書初期在我腦中的想法。接著幾年又聊了很多，研究、人生的疑惑、全職工作、相關文章和穿插進來的生活，我時常想著我們的談話，因而讓這本書最後從她手中、在優秀的獨立出版商 Beacon Press 發行。她眼光獨到的編輯拯救了我，把這本書變成我自己無法做到的水準。Susan Lumenello 和 Jane Gebhart 超級厲害的編修技巧讓這本書可讀好看。謝謝在 Beacon 的每個人，包括 Beth Collins、

Will Myers、Tom Hallock、Alyssa Hassan、Nicholas DiSabatino、Pamela MacColl、他們共同做出這本書，再交到讀者手上。

感謝家人接受我無止盡的提問，只有家人才有這種耐心。謝謝 Jim and Elva Weaver、Dave and Tami Harnish、Marlin and Ruth Ann Harnish、Mark Clatterbuck 和我所有的堂親。這本書獻給我的妹妹 Malinda Clatterbuck，她是唯一和我經歷同一件事情的人，一直忠實地支持我。當然我也記得我的外甥女 Alena 和 Hanna。

本書的寫作期間，我認識並悼念了很多人：逝者名單很長，全都是我親愛的人。我跟他們說話的時候，他們聽得見嗎？我是不大相信，但誰知道呢？我還是繼續講，我們相處的時光永遠改變了我。父親長年的疾病與死去啟發我寫下這本書，他現在所在的地方，不管在哪裡，我都會稱之為家。等我到那裡，我會說出對他的感謝，一如往常。

參考文獻

Abbott, Matt C. "Remember Terri Schiavo: Bobby Schindler Comments on Pope Francis, Bishop Robert Lynch, and Working on Behalf of the Severely Disabled." *Renew America*, April 13, 2014.
http://www.renewamerica.com/columns/abbott/140413.

American Civil Liberties Union. "Court Refuses to Hear Case Brought by Pregnant Woman Denied Care at Catholic Hospital." June 30, 2015.
https://www.aclu.org/news/court-refuses-hear-case-brought-pregnant -woman-denied-care-catholic-hospital.

Appel, Jacob M. "Beyond Guantánamo: Torture Thrives in Connecticut." *Huffington Post,* March 18, 2010.
http://www.hiffingtonpost.com/jacob-m-appel/ beyond-guantanamo-torture_b_360082.html.

--------. "Rethinking Force-Feeding: Legal and Ethical Aspect of Physician Participation in the Termination of Hunger Strikes in American Prisons." *Public Affairs Quarterly* 26, no. 4 (October 2012).
http://paq.press.illinois.edu/26/4/appel.html.

Barna, Rachelle, and Devan Stahl. "Blowing Up Bioethics: A Response to Atrium's Bad Girls and Head Nurses." Bioethics.net, April 17, 2014.
http://www.bioethics.net/2014/04/blowing-up-bioethics-a-response-to-atriums-bad-girls-and-head-nurses/.

Baxter, Roberta. "Fighting to Keep the Right to Die with Dignity." *Missoulian,* July 6, 2010.
http://missoulian.com/news/opinion/columnists/fighting- to-keep-the-right-to-die-with-dignity/article_3c94ecfa-8905-11df-9851-oo1cc4coo2eo.html.

Beauchamp, Tom L., and James F. Childress. *Principle of Biomedical Ethics.* Orig. 1977; New York: Oxford University Press, 2013.

Beauchamp, Tom L., and Robert M. Veatch. *Ethical Issues in Death and Dying.* Upper Saddle River, NJ: Prentice Hall, 1996.

Biographical Annals of Lancaster County, Pennsylvania: Containing Biographical and

Genealogical Sketches of Prominent and Representative Citizens and of Many of the Early Settlers. Chicago: J. H. Beers & Company, 1903.

"Brain Dead Teen Moving to New Facility, Family Says." ABC News. January 2, 2014. http://abcnews.go.com/US/video/brain-dead-teen-moving-to-new-facility-family-21398022.

Butler, Katy. *Knocking on Heaven's Door: The Path to a Better Way of Death.* New York: Scribner, 2013.

--------. "What Broke My Father's Heart." *New York Times Magazine,* June 18, 2010. http://www.nytimes.com/2010/06/20/magazine/20pacemaker-t.html.

Caplan, Arthur. "The Time Has Come to Let Terri Schiavo Die." NBC News. March 18, 2005. http://nbcnews.com/id/7231440/ns/health-health_care/t/time-has-come-to-let-terri-schiavo-die/.

Cather, Willa. *My Ántonia.* New York: Houghton Mifflin. 1995. Orig., 1918.

Centers for Disease Control and Prevention. "Leading Causes of Death," *Fast-Stats.* http://www.cdc.gov/nchs/faststs/leading-causes-of-death.htm.

Chammah, Maurice. "The Many Lives of a Death Drug." *Texas Monthly,* June 10, 2014. http://www.texasmonthly.com/story/many-lives-death-drug.

Clarkson, Frederick. "Christian Right Seeks Renewal in Deepening Catholic-Protestant Alliance." *Political Research Associates,* July 23, 2013. http://www.politicalresearch.org/2013/07/23/christian-right-seeks-renewal-in-deepening-catholic-protestant-alliance/.

Colby, William H. *Unplugged: Reclaiming Our Right to Die in America.* New York: AMACOM/American Management Association, 2006. Coleman, Diane. "Disability Rights Community Responds to Tucker Hire." Not Dead Yet. September 13, 2014. http://www.notdeadyet.org/2014/09/disability-rights-community-responds-to-tucker-hire.html.

--------. "Diane Coleman's Response to Institute of Medicine's Committee on Approaching Death Online Survey." Not Deat Yet. October 31, 2013. http://notdeadyet.org/diane-colemans-response-to-institute-of-medicine's-committee on-approaching-death-online-survey.

Conley, Mikaela. "Elderly Couple Refuse Food, Water to Die; Get Evicted from Facility." ABC News, "Good Morning America," August 18, 2011. http://abcnews.go.com/

Health/couple-stop-eating-drinking-end-life-son-launches/story?id=14327416.

Connell, Mark. "*Baxter v* Montana Oral Argument." Youtube, uploaded September 2, 2009. http://www.youtube.com/watch?v=Y82Qg27bLaw.

Coulehan, Jack L. "Deep Hope: A Song Without Words." *Theoretical Medicine and Bioethics* 32, no.3 (June 2011): 143-60. DOI:10.1007/s11017-011-9172-2 2011.

Davis, Karen, Kristof Stremikis, David Squires, and Cathy Schoen. *Mirror, Mirror on the Wall: How the Performance of the US Health Care System Compares Internationally. Executive summary.* Commonwealth Fund, June 2014. http://www.commonwealthfund.org/publications/fund-reports/2014/jun/mirror-mirror.

Death Penalty Information Center, http://www.deathpenaltyinfo.org.

DeBolt, David and Rick Hurd. "Jahi McMath: Judge Denies Petition to Keep Girl on Ventilator Past Dec. 30." *San Jose Mercury News,* December 24, 2013. http://www.mercurrynews.com/breaking-news/ci_24787952/jahi-mcmath-neurologist-present-test-results-at-closed.

Denno, Deborah. "The Lethal Injection Quandary: How Medicine Has Dismantled the Death Penalty." *Fordham Law Review* 76, no.1 (2007). http://ir.lawnet.fordham.edu/cgi/viewcontent.cgi?article=4294&context=flr.

Derrida, Jacques. *The Work of Mourning.* Edited by Pascale-Anne Brault and Michael Naas. Chicago: University of Chicago Press, 2001.

DiBardino, David. "Hoping Within Reality." *Journal of General Internal Medicine* 27, no.7 (October 2011): 884-85. DOI: 10.1007/s11606-011-1896-1.

Dominican Sisters of Hawthorne, http://hawthorne-dominicans.org/.

Dotinga, Randy. "Slow Dying Patients, and Audit and a Hospice's Undoing." *Kaiser Health News.* January 16, 2013. http://khn.org/news/san-diego-hospice/.

Dowbiggin, Ian. *A Concise History of Euthanasia: Life, Death, God and Medicine.* Lanham, MD: Rowan & Littlefield, 2005.

Drake, Stephen. "Robin Williams and the Hypocrisy of Suicide Prevention Organizations." Not Dead Yet. August 24, 2014. http://www.notdeadyet.org/2014/08/Robin-williams-and-the-hypocrisy-of-suicide-

prevention-organizations.html.
Durkhein, Émile. *The Rules of Sociological Method, and Selected Texts on Sociology and Its Method.* New York: Free Press, 1982.
Eckholm, Erik. "'Aid in Dying' Movement Takes Hold in Some States." *New York Times,* February 7. 2014.
http://www.nytimes.com/2014/02/08/us/easing-terminal-patients-path-to-death-leagally.html.
Emanuel, Ezekiel J. "Why I Hope to Die at 75." Atlantic, October 2014.
http://www.theatlantic.com/features/archive/2014/09/why-i-hope-to-die-at-75/379329/.
End of Life Care in Corrections: The Facts. National Hospice and Palliative Care Organization. April 2009.
http://222.nhpco.org/access-outreach/end-life-care-corrections.
Ertelt, Steven. "ProLife Groups Elated After Abortion Doc Gosnell Convicted of Murder." *LifeNews,* May 13, 2013. http://www.lifenews.com/2013/05/13/prolife-groups-elated-after-abortion-doc-gosnell-convicted-of-murder/.
Fox, Maggie. "Diane Rehm: My Husband's Slow, Deliberate Death Was Unnecessary." NBC News, July 8, 2014.
http://www.nbcnews.com/health/health-news/diane-rehm-my-husbands-slow-deliberate-death-was-unnecessary-n150096.
Gafni, Matthias. "Jahi Mcmath: Terri Schiavo Group Secretly Leading Transfer Efforts." *San Jose Mercury News,* December 31, 2013.
http://www.mercurynews.com/breaking-news/ci_24825161/jahi-mcmath-terri-schiavo-group-secretly-leading-transfer.
Garasic, Mirko Daniel. "The Singleton Case: Enforcing Medical Treatment to Put a Person to Death." *Medicine, Health Care and Philosophy* 16, no.4 (November 2013): 795-806.
Goodstein, Laurie. "For Philadelphia Archdiocese, a Powerful Conservative Voice." *New York Times,* July 19, 2011.
http://www.nytimes.com/2011/07/20/us/20chaput.html.
"Guidelines for the Determination of Death: Report of the Medical Consultants on the Diagnosis of Death to the President's Commission for the Study of Ethical Problems in Medicine and Biomedical and Behavioral Research." *Journal of th American Medical Association* 246, no. 19 (November 1981): 2184-86.

http://jama.jamanetwork.com/article/aspx?articleid=364199.

Hallman, Ben. "Hospice, Inc." Huffington Post, June 19, 2014/ http://projects.huffingtonpost.com/hospice-inc.

Heinlein, Sabine. *Among Murderers: Life After Prison.* Berkeley: University of California Press, 2013.

The High Cost of Low Risk: The Crisis of America's Aging Prison Population. Osborne Association. August 7, 2014. http://www.osborney.org/post.cfm?postID=431.

"House Debates Terri Schiavo's Fate." CNN.com, March 20, 2005. http://www.cnn.com/TRANSCRIPTS/0503/20/se.04.html.

Humphry, Derek. *Final Exit: The Practicalities of Self-Deliverance and Assisted Suicide for the Dying.* Eugene, OR: Hemlock Society, 1991.

Jacoby, Susan. Never *Say Die: The Myth and Marketing of the New Old Age.* New York: Pantheon, 2011.

Jakobsen, Janet, and Ann Pellegrini. *Love the Sin: Sexual Regulation and the Limits of Religious Tolerance.* New York: New York University Press, 2003.

Jamison, Leslie. "The Power of Grace." Review *Lila,* by Marilyn Robinson. Atlantic, October 2014. http://www.theatlantic.com/magazine/archive/2014/10/the-power-of-grace/379334/.

Jones, Jeffrey M. "Americans' Support for Death Penalty Stable." Gallup, October 23, 2014. http://www.gallup.com/poll/178790/americans-support-death-penalty-stable.aspx.

Krieger, Lisa M. "Cost of Dying: Discovering a Better Way for Final Days." *San Jose Mercury News,* December 29, 2012. http://www.nercurynews.com/ci_22278023/cost-of-dying-discovering-a-better-way-for-final-days.

Kübler-Ross, Elisabeth. *On Death and Dying.* New York: Macmillan, 1969.

Leff, Lisa, and Terry Collins. "Jahi Mcmath's Brain Death Ignites Difficult Debate." *Huffington Post,* January 2, 2014. http://www.huffingtonpost.com/2014/01/02/ jahi-mcmath-brain-death_n_4531000.html.

Le Guin, Ursula K. *The Other Wind.* New York: Berkley, 2001.

"Letter from Jahi Mcmath's Mother Gives Latest on Calif. Teen." *Atlanta-Journal-Constitution.* February 20, 2014.

http://www.ajc.com/news/news/national/letter-jahi-mnmaths-mother-about-recent-development/ndWLw/.

Lynn, Joanne. "Rethinking Fundamental Assumption: SUPPORT'S Implications for Future Reform." *Journal of American Geriatric Society* 28, no. S1 (May 2000). http://onlinelibrary.wiley.com/doi/10.1111/j.1532-5415.2000.tb03135.x/abstract.

Lesy, Micheal. *The Forbidden Zone.* New York: Farrar, Straus and Giroux, 1987.Lewin, Tarmar. "Nancy Cruzan Dies, Outlived by a Debate over the Right to Die." *New York Times,* December 27, 1990. http://www.nytimes.com/1990/12/27/us/nancy-cruzan-dies-outlived-by-a -debate-over-the-right-to-die.html.

Martin, Adrienne M. *How We Hope. A Moral Psychology.* Princeton, NJ: Princeton University Press, 2014.

--------. Audio Interview with Rober Talisse. *New Books in Philosophy,* April 1, 2014. http://newbooksinphilosophy.com/2014/04/01/adrienne-martinm-how-we-hope-a-moral-psychology-princeton-up-2013/

McCarter, Dorothy. Montana district ruling in *Baxter v. Montana.* http://www.compassionandchoices.org/userfiles/Judge-Dorithy-MnCarters-Decision.pdf.

McCarthy, Justin. "Seven in Ten Americans Back Euthanasia." Gallup, June 18, 2014. http://www.gallup.com/poll/171704/seven-americans-back-euthanasia.aspx.

Menzhuber, Eric. Description of "the Bride," a painting of Terri Schiavo. http://menzhuberartstudios.com/works/434994/the-bride.

Mitford, Jessica. *The American Way of Death.* New York: Simon and Schuster, 1963.

Mohrmann, Margaret E. "God Will Find a Way." In *On Moral Medicine:Theoretical Perspectives on Medical Ethics.* Edited by M. Therese Lysaught, Joseph Kotva, Stephen E. Lammers, and Allen Verhey. Grand Rapids, MI:Wm. B. Eerdmans, 2012.

Nash, Nan G. Second district court of New Mexico ruling in *Katherine Morris v. District Attorney. January* 13, 2014. http://www.compassionandchoices.org/userfiles/Morris-trail-Court-Opinion.cc.pdf.

National Hospice and Palliative Care Organization, http://www.nhpco.org/history-hospice-care.

Nicholl, David J., et al. "Forcefeeding and Restraint of Guantanamo Bay Hunger Strikers." Lancet 367 (March 11, 2006).

http://thelancet.com/pdfs/journals/lancet/PIIS0140-6736%2806%2968326-8.pdf.

Nohlgren, Stephen, and Tom Zucco. "Schiavo Case Has Myriad Fund Sources." *St. Petersburg (FL) Times,* March 28, 2005. http://www.sptimes.com/2005/03/28/news_pf/State/Schiavo_case_has_myri.shtml.

Not Dead Yet. http://www.notdeadyet.org

Nuland, Sherwin. *How We Die: Reflections on Life's Final Chapter.* New York: Vintage, 1995.

Peace, William J. "Comfort Care as Denial of Personhood." *Hasting Center Report* 42, no. 4 (July-August 2012). http://onlinelibrary. Wiley.com/doi/10.1002/hast.38/abstract.

--------. "A Deer Hunter is Dead: Humanity and Life Needlessly Ended." *Bad Cripple* (blog). November 7, 2013. http://badcripple.blogspot.com/2013/11/a-deer-hunter-is-dead-humanity-and-life.html.

--------. "Disability Rights and Opposition to Legalizing Assisted Suicide." *Bad Cripple* (blog). March 17, 2010. http://badcripple.blogspot.com/2010/03/disability-rights-and-opposition-to.html

--------. "'Head Nurses.'" *Atrium: The Report of the Northwestern Medical Humanities and Bioethics Program,* no. 12 (Winter 2014). http://bioethics.northwestern.edu/docs/atrium/atrium-issue12.pdf.

People. "Tim Bowers, Newlywed and Dad-to-be, Dies After Taking Himself Off Life Support." November 7, 2013. http://www.people.com/people/article/0,,20753329,00.html.

Periyakoil, Vyjehanthi S., Eric Neri, Ann Fong, and Helena Kraemer. "Do Unto Others: Doctors' Personal End-of-Life Resuscitation Preferences and Their Attitudes Toward Advanced Directives." *PLOS One* 10, no.1371 (May 28, 2014). http://journals.plos.org/plosone/article?id=10.1371/journal.pone.0098246.

Petro, Anthony. *After the Wrath of God: AIDS, Sexuality, and American Religion.* Oxford, UK: Oxford University Press, 2015.

Porter, Sue Dessayer. "Unintended Consequences: Obstruction of Patient Choice." Blog of the Bioethics Program, Union Graduate College, Icahn School of Medicine of mount Sinai, May 19, 2013. http://bioethics.uniongraduatecollege.edu/blog/2462/Unintended-Consequences-

Obstruction-of-Patient-Choice.

Potts, Michael, Paul A. Byrne, and Richard G. Nilges. *Beyond Brain Death: The Case Against Brain Based Criteria for Human Death.* Netherlands: Kluwer Academic Publishers, November 2001.

Powers, Doug. "What Would Terri 'Want'? Not a Cheating Husband." *World Net Daily,* March 21, 2005.
http://www.wnd.com/2005/03/29442/.

Priest for Life,
http://www.preistforlife.org.

"Q & A Regarding the Revision of Directive #58 in the Ethical and Religious Directives for Catholic Health Care Services." Catholic Health Association of the United States, November 23, 2009.
http://www.chausa.org/docs/defalut-source/general-files/final_qa_d58-pdf.pdf.

Scarry, Elaine. *The Body in Pain: The Making and Unmaking of the World.* New York: Oxford University Press, 1985.

Schindler, Bobby. "My Sister Terri Schiavo Was Alive like Jahi McMath." *Washington Times,* January 16, 2014.
http://washingtontimes.com/news/2014/jan/16/schindler-my-sister-terri-schiavo-was-alive-like-j/?page=all.

Schindler, Bobby, and Mark P. Mostert. "Remember the Humanity of Jahi McMath." *Times,* January 7, 2014.
http://ideas.time.com/2014/01/07/remember-the-humanity-of-jahi-mcmath/.

Schneiderman, Lawrence J. *Embracing Our Mortality: Hard Choices in an Age of Medical Miracles.* New York: Oxford University Press, 2008.

"Sexual Victimization in Prisons and Jails reported by Inmates, 2011-12." US Department of Justice, Bureau of Justice Statistics, May 2013.
http://www.bjs.gov/content/pub/pdf/svpjri1112.pdf.

Shershow, Scott Cutler. *Deconstructing Dignity: A Critique of the Right-to-Die Movement.* Chicago: University of Chicago Press, 2013.

Silver, Mara. "Testing Ctuzan: Prisoners and the Constitutional Question of Self-Starvation." *Stanford Law Review* 58, no. 2 (November 2005).
http://www.stanfordlawreview.org/print/article/testing-ctuzan-prisoners-and-the-

constitutional-question-of-self-sarvation.
Silver, Anita. "Disability Discrimination: Risky Business of 'Consenting' Adults." Hastings Center Bioethics Forum, July 16, 2012. http://www.thehastingscenter.org/Bioethicsforum/Post.aspx?id=5916&blogid=140.
Smith, Fran, and Sheila Himmel. *Changing the Way We Die: Compassionate End-of-Life Care and the Hospice Movement.* Berkerley, CA: Viva Editions, 2013.
Smith, Wesley J. "Assisted Suicide Cheats People of Time." *National Review,* October 14, 2011. http://www.nationalreview.com/human-exceptionalism/322793/assisted-suicide-cheats-people-time-wesley-j-smith.
Sontag, Susan. *Regarding the Pain of Others.* New York: Picador, 2003.
Stone, Katie, Irena Papadopoulos, and Daniel Kelly. "Establishing Hospice Care for Prison Populations: An Integrative Review Assessing the UK and USA Perspective." *Journal of Palliative Medicine* 10 (October 2011). http://pmj.sagepub.com/content/early/2011/10/12/0269216311424219.
Street, Jon. "Philadelphia Archbishop on Abirtion: 'We're Catholics Before We're Democrats… Before We're Republicans.'" *Christian News Service,* October 26, 2012. http://cnsnews.com/news/article/philadelphia-archbishop-we-re-catholics-before-we-re-democrats-were-republicans.
Sullivan, Winnifred Fallers. *Prison Religion: Faith-Based Reform and the Constitution.* Princeton, NJ: Princeton University Press, 2009.
Thernstorm, Melanie. *The Pain Chronicles: Cures, Remedies, Spells, Prayers, Myths, Misconceptions, Brain Scans, and the Science of Suffering.* New York: Farrar, Straus and Giroux, 2010.
Todd, Douglas. "Accommodation for Disabled Have Taken Root." *Vancouver Sun,* March 13, 2010. http://www.canada.com/vancouversun/news/westcoastnews/story.html?id=9a8f0033-443a-4cd2-9cb1-c7b828abfe65.
Tomeo, Teresa. *Extreme Makeover: Women Transformed by Christ, Not Conformed to the Culture.* San Francisco: Ignatius Press, 2011.
--------. *Noise: How Our Media-Saturated Culture Dominates Lives and Dismantles Families.* West Chester, PA: Ascension Press, 2007.

Trachtenberg, Peter. *The Book of Calamities: Five Questions About the Meaning of Suffering.* Boston: Little, Brown, 2008.

Vickers, Robert J. "Pro-Life Group Warns of Assisted Suicide, Euthanasia Agenda." *Patriot-News* (PA). August 13, 2013. http://www.pennlive.com/midstate/index.ssf/2013/08/pa_pro-life_group_wary_of_asso.html.

Wallace, Jonathan. "What Sybil Knew." *Ethical Spectacle* 15, no.3 (March 2009). http://www.spectacle.org/0309/sybil.html.

White, Tracie. "Most Physicians Would Forgo Aggressive Treatment for Themselves at the End of Life, Study Finds." Stanford Medicine News Center, May 28, 2014. http://med.stanford.edu/news/all-news/2014/05/most-physicians-would-forgo-aggressive-treatment-for-themselves-.html.

Wiggins, Ovetta. "Maryland Weigh Death with Dignity Legislation. " *Washington Post,* March 6, 2015. http://www.washingtonrpost.com/local/md-politics/maryland-weighs-death-with-dignity-legislation/2015/03/06/187fa3b6-c3a0-11e4=9ec2-b418f57a4a99_story.html.

Williams, Florence. "Adam's Rib, van Gogh's Ear, Einstein's Brain." Review of A*natomies,* by Hugh Aldersey-Williams. *New York Times Book Review,* August 9, 2013. http://www.nytimes.com/2013/08/11/books/review/anatomies-by-hugh -aldersey-williams.html.

Zimmermann, Mark. "Candidates for Maryland Governor Differ on Education Support, Assisted Suicide." *Catholic Standard,* October 24, 2014. http://cathstan.org/Content/News/News/Article/Candidates-for-Maryland-governor-differ-on-education-support-assisted-suicide/2/2/6282.

Zoroya, Gregg. "Death Penalty Spurs Wild West Scramble for Drugs." *USA Today,* March 17, 2014. http://www.usatoday.com/story/news/nation/2014/03/09/executions-lethal-injection-drugs-rpisons-death-penalty/5866957/.

左岸｜身心學 260

理想的告別：找尋我們的臨終之路

作　　者｜安・紐曼 Ann Neumann
譯　　者｜胡訢諄
總 編 輯｜黃秀如
責任編輯｜許越智
封面設計 & 內文排版｜張瑜卿

社　　長｜郭重興
發行人暨出版總監｜曾大福
出　　版｜左岸文化
發　　行｜遠足文化事業股份有限公司
231新北市新店區民權路108-2號9樓
電話：02-2218-1417
傳真：02-2218-8057
客服專線：0800-221-029
E-Mail：rivegauche2002@gmail.com
左岸文化臉書專頁　https://www.facebook.com/RiveGauchePublishingHouse/
法律顧問｜華洋法律事務所　蘇文生律師

印　　刷｜成陽印刷股份有限公司
初　　版｜2017年7月
定　　價｜360元

ISBN　978-986-5727-57-4

國家圖書館出版品預行編目資料

理想的告別：找尋我們的臨終之路

安・紐曼（Ann Neumann），著；胡訢諄譯. – 初版. –
新北市：左岸文化出版：遠足文化發行，2017.07
面；公分. –（左岸身心學；260）
譯自 : The Good Death : An Exploration of Dying in America
ISBN 978-986-5727-57-4（平裝）

1. 安寧照護 2. 生命終期照護 3. 死亡

419.825 106009602